中医

从入门到精通

侯鑫磊◎主编

海峡出版发行集团 THE STRAITS PUBLISHING & DISTRIBUTING GROUP | 福建科学技术出版社 FUJIAN SCIENCE & TECHNOLOGY PUBLISHING HOUSE

图书在版编目（CIP）数据

中医从入门到精通 / 侯鑫磊主编. -- 福州 ： 福建科学技术出版社，2025. 7. -- ISBN 978-7-5335-7584-7

Ⅰ. R2

中国国家版本馆CIP数据核字第2025NT0097号

出版人 郭　武
责任编辑 郑琳娜
策划编辑 风　丽
封面设计 李东杰
版式设计 李　军
责任美编 吴　可

中医从入门到精通

主　　编 侯鑫磊
出版发行 福建科学技术出版社
社　　址 福州市东水路76号（邮编350001）
网　　址 www.fjstp.com
经　　销 福建新华发行（集团）有限责任公司
印　　刷 三河市南阳印刷有限公司
开　　本 700毫米×1000毫米　1/16
印　　张 9
字　　数 95千字
版　　次 2025年7月第1版
印　　次 2025年7月第1次印刷
书　　号 ISBN 978-7-5335-7584-7
定　　价 59.00元

书中如有印装质量问题，可直接向本社调换。

序言

中医是一门古老而博大的学问，拥有几千年的历史文化底蕴。它不只是一门专注治病的医学，更是一种全面、客观的生命哲学。中医通过阴阳五行的理论，揭示了宇宙万物及人体生命的相互关系，主张从整体上调和阴阳、气血和脏腑，强调预防为主和治未病的理念。这些思想在今天依然对我们有着深远的影响，成为人类探索健康、长寿与追求美好生活的重要指导。

随着社会的快速发展，生活节奏的加快，环境污染的加重，以及高压的工作和生活方式，越来越多的人开始面临“亚健康”的困扰。在这个信息化、机械化的时代，现代医学虽然取得了巨大进展，但其更多侧重于治疗疾病和缓解症状，而在日常健康管理和疾病预防方面的局限性也日益显现。

在此背景下，中医作为一种具有深厚根基的医学体系，重新获得了人们的关注。中医强调身心整体的调理，不仅关注疾病的治疗，更注重日常健康的维持，尤其在体质调养、心理调节和生活方式改善等方面，展现出了独特的优势。

因此，越来越多的人开始寻求中医的帮助，不只是为了解决身体的疾病，更是希望通过中医的理论和方法，提升整体健康水平，达到身心的和谐与平衡。然而，尽管中医的价值已被广泛认同，但对于中医的具体知识与应用，许多人仍然尚在门外。

《中医从入门到精通》正是为了解决这一问题而编写的。本书从中医的基础理论入手，逐步引导读者了解中医学的核心知识。书中既包括了中医的基本学说，如气化学说、阴阳五行、五脏六腑的功能，还结合中医的辨证施治法，详细阐述了如何根据不同症状进行分析，提出合理的治疗方案。

本书特别注重将中医的外治法与日常生活相结合，尤其对发热、咳嗽、呕吐等生活中常见的病症，为读者提供了切实可行的辨证方法，帮助大家在日常生活中准确识别身体的异常变化，从而及时进行有效的自我调理。本书的最后部分，详细讲解了中药内治的基本知识，以及针灸、推拿、刮痧、拔罐等外治方法。通过这些方法，读者不仅能够进行自我保养，还可以在家中轻松实施，提升体质，增强免疫力，预防疾病的发生。

本书的编写目标是让读者能轻松掌握中医的核心知识，并将其运用到实际生活中。无论你是中医初学者，还是已经有一定基础的读者，都可以通过本书找到适合自己的中医学习路径。

书中所分享的养生保健方法的效果可能因个人体质、年龄、生活习惯、具体病情等因素而产生差异。尝试任何新的保健方法前，请务必咨询专业人士，了解其潜在的风险、禁忌证及是否适合您本人。本书内容不构成任何形式的医疗诊断、治疗方案或健康处方，亦不能替代专业的医疗建议。

尽管作者和出版方在编写本书时力求内容的准确性与科学性，但医学知识不断更新发展，且个人认知存在局限。本书内容难免可能存在疏漏或不尽准确之处。我们诚挚欢迎并感谢广大读者、专业人士批评、指正，以帮助我们不断完善。

目录

第一章　不可不知的中医基础学说

第二章　五脏六腑，人体重要的生理器官

第三章　经络穴位，纵横交错的生命网络

第四章　中医诊断，望闻问切

第五章　病因辨证，找到致病的“罪魁祸首”

第六章　辨证识病，相同的症状不同的病

第七章　中医内治，中药知识入门

第八章　中医外治，中医疗法详解

第一章 不可不知的中医基础学说

气一元论：百病皆生于气

气一元论是中医学中一个至关重要的理论，它认为“气”是维持人体生命活动的根本力量，没有了“气”，人体便会如同枯木一般毫无生机。《难经·八难》中言：“气者，人之根本也。根绝则茎叶枯矣。”说的就是这个道理。

气无形无质、无处不在，在宇宙间，气使得日月星辰得以明亮，雷雨风云得以形成，四季更替，万物繁荣。在人体内，气是生命的体现，它化生精血，运行血液，宣通内外，周流全身，出入升降，昼夜有常，维持着人体的基本生理活动。

一、气的种类

在中医理论中，气的种类很多，每一种气都有其特定的生理作用，协调着人体内外的各种活动。了解气的种类，有助于我们更好地理解中医治疗中的气理调节以及养生保健的基本原则。

1. 元气

元气，又称原气，是人体最基本的气，是生命存在的根本。它来源于先天之精，即父母遗传所得，主要存在于肾

中医小科普

《难经》以问答形式阐释中医基础理论，聚焦脉学、经络、脏腑等核心知识，是辅助理解《黄帝内经》的经典入门读物。

脏，支持着人的成长、发育和生殖能力。元气足则身体强健，元气不足则容易生病。

2. 营气

营气是指与血液密切相关的气，它由脾胃吸收食物精华生成，在体内与血液共同流动，散布于五脏六腑、四肢百骸之中。营气强盛，血液运行顺畅，体内的各个器官就能得到充分的营养，保持在最佳状态。

3. 卫气

卫气是人体的“防卫气”，主要负责保护身体免受外邪的侵袭，发挥着人体免疫系统的功能。卫气充盈时，能够维持身体的温暖、抵抗外界的不良影响，增强抵抗力和免疫力；卫气不足时，则容易感冒、发热、乏力等，抵抗力也会变差。

4. 宗气

宗气是指在胸部聚集的气，源于吸入的空气，主要作用于呼吸、心脏和血液的循环。它能够推动血液循环，促进气血的流通。宗气与元气密切相关，宗气充足，能够增强心脏功能，提高身体的活力。

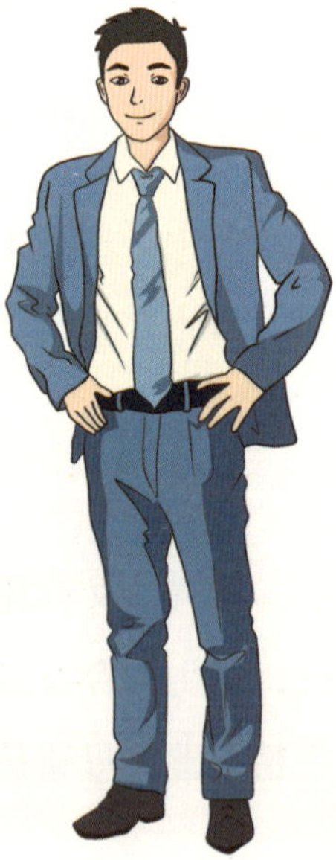

这些“气”在人体内的流动是连续不断的，气的流动受到阻碍，或气的不足，都会导致身体功能的失调，进而产生疾病。

二、气机变化

在中医学中，气的运动被称为“气机”。气机的运作是生命活动的核心，其运动形式大致可以分为升、降、出、入四种。

“升”是指气向上运行，通常与阳气的活动有关，比如肺的宣发，把气、血、精、津液向上输送；“降”则指的是气的向下运动，通常与阴气的作用有关，如胃气的下行帮助消化；“出”则指气从体内向外排出，通常表现为呼气或出汗；而“入”则是气从外部进入体内，如吸入的空气或通过食物摄入的营养。

气的运动本应是顺畅的，但有时也会出现失调的情况。气的失调可以表现为多种不同的形式，每一种失调的状态都会引发不同的疾病。

气虚：气不足或气的功能减弱，表现为乏力、气短、易感冒等症状。气虚的根本原因在于脏腑功能不振，尤其是脾胃运化能力不足，无法生成足够的气血。长期气虚可能导致脏腑功能的衰退，甚至会引起诸如心脏无力、消化不良等一系列问题。

气滞：气的流动不畅，可能引发疼痛、胀痛等症状，其中，肝气郁结会导致胸闷、乳房胀痛；而胃气不畅则可能引发胃部胀气、消化不良等不适。

气逆：气的方向发生了反常，常见的有气上逆（如呕吐、呃逆）和气下逆（如腹泻、遗尿）。气逆的发生多是由脏腑功能失调或气机紊乱所致，严重时可导致脏腑失职，危及生命。

气脱：气的丧失，常发生在严重的疾病或过度劳累、失血等情况下，表现为虚脱、昏迷等症状。这是一种危急的病理状态，需要立即恢复气的运行，才能避免危及生命。

气一元论为中医提供了一个系统的理论框架，解释了气在人体中的重要作用及其失调与疾病之间的关系。通过调节气的流动，改善气的不足或阻滞，便能有效地治疗多种疾病。保持良好的饮食、作息和情绪调节，则是维护气的正常流动的关键。

阴阳学说：阴阳平衡，百病不生

阴阳，源自自然界的对立统一，指的是万物之间的两种相互对立、相互依存的力量。在中医理论中，阴阳不仅存在于天地万物之中，也贯穿于人体的每一个层面。正如《素问·阴阳应象大论篇》所言：“阴阳者，天地之道也，万物之纲纪，变化之父母，生杀之本始，神明之府也。治病必求于本。”

阴阳二气是宇宙生生不息的动力，是生命繁衍、生长与死亡的基础。它如同一条无形的绳索，串联起天地万象，推动着自然和人类社会的演变。中医认为，治病的根本就是要追溯到阴阳的变化，准确把握人体阴阳失衡的根源，才能有效地治疗疾病。

一、人体内的“阴”与“阳”

阴阳学说的核心在于阴阳二气的对立统一。“阴”代表的是一种消极、冷静、内向、静止、抑制的特性；而“阳”则代表积极、热烈、外向、运动、上升的属性。两者相辅相成、相互依存，只有阴阳相互作用并保持一定的平衡，才是身体健康的理想状态。

在人体中，阴主要与体内的物质，如血液、体液、精气等相关，代表了身体的“物质”层面。阴的功能是滋养、润泽和制约，主要体现在维持内脏的功能、保持生命活动的稳定、调节体内环境的平衡上。阳则与体内的功

中医小科普

《素问》是《黄帝内经》的一部分，它系统论述中医阴阳五行、藏象经络、病因病机等理论，奠定中医基础医学体系。

能活动，如生理运动、代谢、反应等相关，代表了身体的“功能”层面。阳的功能是推动、激发和调节，它负责维持体温、促进血液循环、增强免疫力等。

人体内的阴与阳并不是静止的，而是处于不断变化的状态。中医认为，阴阳是相互转化的，正所谓“物极必反”，阳气过盛，便会转化为阴气；阴气过多，则会化为阳。人体在夏季容易感到炎热，这是阳气过盛的表现，而在冬季则容易感到寒冷，这是阴气盛的表现。

二、阴阳失衡，百病皆生

人体内的阴阳平衡是维持健康的基础，一旦这一平衡遭到破坏，疾病便会产生。具体而言，阴阳失衡通常表现为以下四种情况。

1. 阴偏盛（阴寒过重）

阴气本身具有寒凉性质，过多的阴气会压制阳气的功能，影响脏腑的正常运作。炎炎夏日，痛饮大量冰水，可以解暑降温，但也会加重身体的寒邪，导致脾胃功能受损。长时间如此，体内寒气积聚，可能引发一系列寒症，比如四肢冰冷、脘腹冷痛、腹泻等。

2. 阳偏盛（阳亢过盛）

阳气过盛会导致体内热量过多，引发内热，损伤脏腑。在春季或者气温较高的环境下，外界的温热病邪侵袭，或长期情绪激动、劳累过度等，容易使体内阳气偏亢，产生热症，表现出发热、口渴、面色发红、咳嗽、舌红等症状。如果阳气过盛没有得到有效调节，还会出现一些常见的热病，比如温病、上呼吸道感染等。

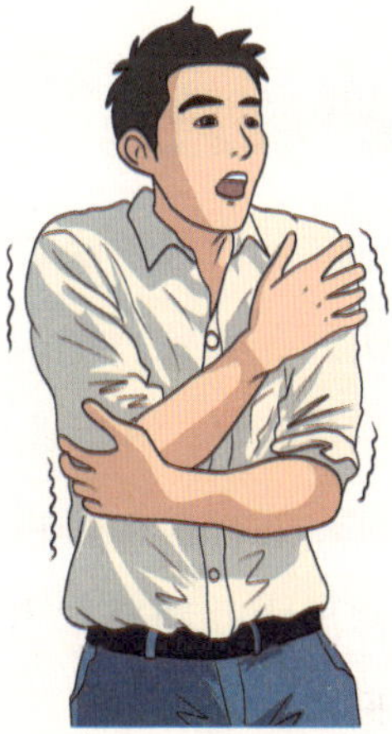

3. 阳偏虚（阳气不足）

阳虚是指体内的阳气不足，无法维持正常的生命活动，进而导致阴气偏盛。阳气不足时，阴寒内生，脏腑的功能减弱，会表现出虚寒的症状，比如面色苍白、畏寒、四肢冰冷、神疲、易疲劳、脉弱、浮肿等。特别是甲状腺功能减退症（甲减）患者，常常会表现出全身发冷、精力下降等症状，这正是阳虚的典型表现。

4. 阴偏虚（阴液不足）

阴虚是指体内的阴气不足，无法抑制过多的阳气，导致体内虚热内生。阴虚的症状通常有潮热、盗汗、口干、五心烦热（即手心、脚心、胸口的烦热）、舌红等。常见的病症如甲状腺功能亢进症（甲亢）、肺结核、结核性肺炎等疾病，都伴随着阴虚的症状。长期的阴虚还会导致体内的生理功能逐渐失衡，出现体力下降、易出汗、失眠等情况。

无论是阴偏盛、阳偏盛、阳偏虚还是阴偏虚，都会扰乱人体的正常生理功能，导致各类疾病的发生。因此，调和阴阳、恢复平衡是治疗各种疾病的关键。中药调理和针灸治疗正是通过调节阴阳、疏通气血、滋补阴阳等手段，来帮助身体恢复平衡，达到治病的目的。

五行学说：五行相生，辨证施治

现代人一谈及五行，多会联想到“算命”，然而五行的真正含义其实并非如此。中医五行学说的核心在于阐明天地之间各种气的相互作用与变化，并以此为基础，构建出人体生理和病理机制的理论体系。

五行最初是古人通过观察自然界的变化总结出的模型，揭示了自然界中几种基本力量和它们之间的相互关系。以自然界中“雨水”的形成过程来说：太阳光照射到大地和水面，放射出能量，此为“宣通”的力量；大地和海洋接受太阳光照射，将其能量吸收，此为“封藏”的力量；在太阳光的蒸腾作用下，水变为水蒸气升入空中，此为“升发”的力量；水蒸气凝结为云，最后变为雨水，降落到地面，此为“下降”的力量。

古人为了更好地表示这些抽象的力量，便将其与生活中的实物相对应。“金”的密度大，入水抛高都会下沉，古人便用其代表“下降”的力量；“木”向上生长，直立冲天，古人便用其代表“升发”的力量；“水”善利万物，能吸收外界能量，古人便用其代表“封藏”的力量；“火”热烈四射，与太阳的能量相似，古人便用其代表“宣通”的力量；“土”是大地，它并不代表某种力量，但却与这些力量关联紧密，所以也被古人纳入五行之中。

一、五行与五脏

人体的五脏与五行之间有着密切的对应关系。肝、心、脾、肺、肾各自承担着不同的生理功能，并通过五行相生相克的关系维持人体的平衡。

1. 肺属金，主肃降

肺主导着人体内气的肃降功能，类似于金属的下降力量。肺气的升降和清肃有助于身体内外的调和，保持呼吸的畅通与体内废物的排出。当肺气不畅时，便会出现气喘、咳嗽、呼吸困难等问题。

2. 肝属木，主升发

肝主导着体内的气血流动，尤其是肝气的升发。肝气的顺畅运行，能够促进身体各个部分的生长、发育。若肝气郁结、升发不畅，便容易出现头晕、烦躁、消化不良等问题。

3. 肾属水，主封藏

肾藏精，精气充盈能保持生命活力。肾气充足时，体力充沛；而肾气不足则容易出现腰膝酸软、耳鸣、早衰等症状，表现为水的封藏功能衰退。

4. 心属火，主宣通

心主导着血液的循环与气血的宣通，火的特性与心的温暖、推动作用相似。当心气旺盛时，人的精神焕发、情感丰富；但若心火过旺，则容易导致心烦失眠、口干舌燥等症状。

5. 脾属土，主运化

脾的作用在于平衡和调和，它是升降气血、传输营养的关键所在。脾的健康直接影响到人体的气血生成、消化吸收与代谢运作。

二、五行相生又相克

五行相生是指五行之间相互促进、支持的作用。通过相生的关系，能够维持身体的正常生理活动。例如，木气的升发，能够为火提供动力。肝主升发，若肝气充盈，能推动心火的宣通；如果肝气不足，心火可能虚弱，则容易出现情绪低落、心悸等症状。

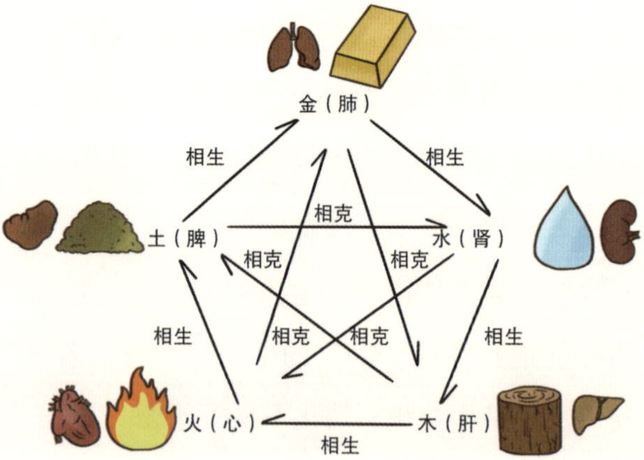

五行相克是指五行之间相互制约、抑制的作用。通过相克的关系，能够有效地制约过度活跃的脏腑

功能，防止其失调。例如，肺气的清肃降气作用能够制约肝脏的升发功能，过多的肺气可能影响肝气的疏泄，导致情绪抑郁、消化不良等问题。治疗时，可以用疏肝解郁法调节肝气。

值得注意的是，五脏之间不仅有相生和相克的关系，还存在着“乘”和“侮”的传变。临床上，疾病可以从一个脏腑传导到另一个脏腑，从而影响全身的健康。比如，肺气虚弱，可能导致肾的功能减弱，影响水液代谢；脾气虚弱，无法制约肝气，导致肝气横逆，又会影响肝的健康。

中医的五行学说不仅是理论框架，也是临床治疗的重要依据。五行的相生相克关系，贯穿了脏腑的生理功能与病理变化。治疗过程中，了解五行之间的相生与相克，可以更好地辨别疾病来源，采取相应的治疗方法。

藏象学说：外病内因，标本兼治

藏象学说主要研究人体各个组织、器官的生理功能、病理变化及它们之间的相互关系。这里的“藏”指的是人体内的脏腑，代表的是内在的生理结构和功能；而“象”则是指外部的表现，体现的是身体表象、症状及体征。

藏象学说强调“有诸内，必行于诸外”，也就是说，内脏的疾病和功能失常会在身体的某些部位显示出相应的症状。只要搞清楚“外病内因”之间的关系，就能实现“标本兼治”。

一、藏象之“藏”

藏象之“藏”是指人体内部的各个脏腑，同时也体现了脏腑的功能特性，即它们不仅有保存和贮藏精气、血液等生命必需物质的作用，还保持了稳定的生理环境，确保人体各项功能能够顺利运行。

根据生理功能分类，人体内的脏腑主要有五脏、六腑和奇恒之腑三大类。

五脏包括心、肝、脾、肺、肾，是人体最重要的内脏器官。《素问·五脏别论篇》中提到："所谓五脏者，藏精气而不泻也，故满而不能实。"这是说五脏的主要功能是储存生命活动所需的精微物质，即气、血、精、津液等。例如，肝脏主疏泄，贮藏血液；心脏主血液循环，贮藏心神；肾脏主藏精，调节水液等。五脏的功能特点是"藏而不泻"，即它们有能力保留生命所需的精气，而不让它们外泄。

六腑包括胆、胃、小肠、大肠、膀胱和三焦等器官，主要负责水谷的运化、传导与排泄。不同于五脏的"藏"，六腑有更强的"通"与"化"的特点。《素问·五脏别论篇》中言："六腑者，传化物而不藏，故实而不能满也。"意思是说，六腑的作用是处理食物和水分，将它们转化成精华，剩余部分则排泄出去。

奇恒之腑则是指那些具有类似五脏"藏"的功能，但与水谷没有直接关系的器官，如脑、髓、骨、脉等。这些器官虽然没有直接参与食物的传化和废物的排泄，但它们在储藏精气、保持生命活动方面与五脏有相似之处。例如脑髓贮藏精神与精气、脉道承载生命的脉动等。

二、藏象之"象"

在藏象学说中，"象"是内在脏腑活动的外部体现，它通过人的外貌、精神、气色、脉象等各方面，揭示出脏腑的健康状况和功能变化。因此，外部的"象"是对脏腑活动的镜像，它不仅仅是症状的体现，更是诊断疾病、判断病情的重要依据。

“象”体现的内容是多方面的，通常包括面色、舌象、脉象、气息等，它们是反映脏腑生理活动和病理变化的“窗口”。每一处脏腑的健康状态都会通过相应的外部表现显现出来，且这些表现可以帮助我们推测脏腑的功能是否正常。

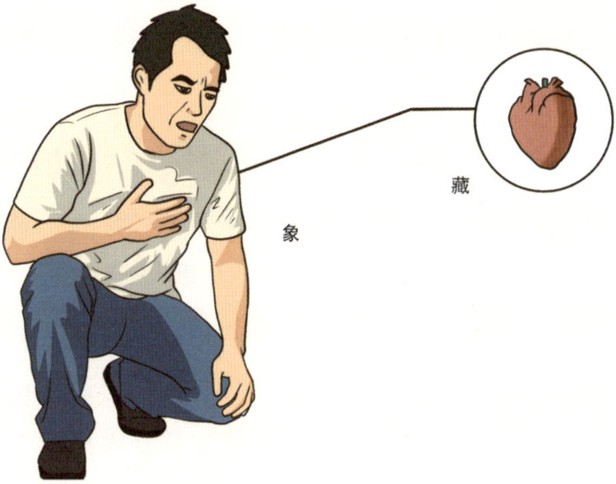

例如，心脏主血脉，其外在表现主要通过面色、舌象和脉象反映。面色如红润则表示心气充足，血液运行畅通；如果面色苍白或发暗，则可能是心血不足、心脏功能衰弱。舌苔淡白、脉搏细弱等也是心脏气血不足的表现。

又如，脾脏主运化，负责消化吸收与津液的转化。脾气健运、气血充足时，口唇常显现出红润、有光泽的状态；但如果脾虚或运化不健全，口唇便会淡白或萎黄无华，四肢疲乏无力。

中医通过“象”的表现来推测脏腑功能的状况，结合临床表现等多方面的信息，进行综合分析。通过对脏腑“象”的辨识，可以准确地判断疾病的性质和发展趋势，从而制定针对性的治疗方案。治疗时，中医也会根据“象”来灵活运用中药、针灸等手段，调整脏腑的功能，恢复人体的正常状态。

经络学说：经络相贯，遍布全身

《灵枢·经脉》有云："经脉者，所以能决生死，处百病，调虚实，不可不通。"若经络气血畅通无阻，人体自然健康；若经络受阻，气血不畅，疾病便会悄然侵袭。那么，经络究竟是什么？它为何如此重要呢？

经络，顾名思义，是"经"与"络"的结合。"经"是人体内的"主干道"，而"络"则是分支网络。通过这些网络，气血得以在全身流动，脏腑功能得以调节。经络不仅通达四肢百骸，还连接脏腑，沟通内外。它如同一张无形的网，将人体各个部分紧密地联系在一起，从而保持身体的动态平衡。

> **中医小科普**
>
> 《灵枢》与《素问》合称《黄帝内经》，《灵枢》侧重阐释针灸经络、腧穴病机及养生等内容，是中医经络学说和针灸理论的奠基之作。

在中医学中，经络被视为贯通全身、连接脏腑、四肢及体表的气血通道。它的主要功能有两大类：一是传导气血，调节脏腑的生理活动；二是联络表里，传递外邪的信息。根据功能和分布的不同，经络可以分为十二经脉、奇经八脉、十五络脉、十二经筋、十二皮部等。每一类经络都有独特的生理作用，承担着不同的调节任务。

十二经脉：与人体的十二脏腑相对应，是最基础也是最重要的经络。每一条经脉都与脏腑配对，通过经络的气血流通来保持脏腑的正常功能。

奇经八脉：指别道奇行的经脉，包括督脉、任脉、冲脉、带脉、阳维脉、阴维脉、阴跷脉、阳跷脉共八条。这八条特殊的经脉不像十二经脉那样直接与脏腑配对，但它们在调节气血、平衡阴阳、通调全身方面起着重要作用。常见的如任脉、督脉，它们像是体内的“调控中枢”，维护着气血的协调。

十五络脉：络脉是经脉的分支，作用是加强主经与脏腑、组织之间的联系，确保气血流通无阻。它们的存在保证了全身的各个部位都能得到气血的滋养。

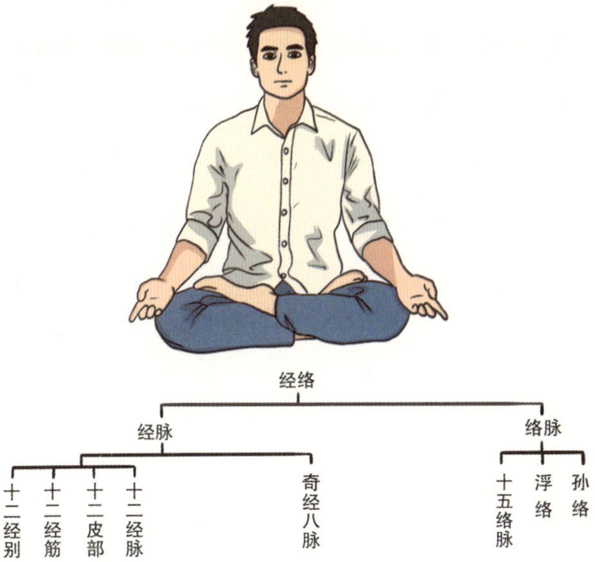

十二经筋：这些经筋是由经脉分支出来的，与四肢和肌肉、关节相连，主要负责控制运动和维持姿势。它们不仅是身体活动的基础，也是感知体内外变化、反应机体状态的通道。

十二皮部：这是经络系统的最外层，也是经络气血流注的末端。其既是诊断疾病的重要依据，也是外治法（针灸、推拿）的关键部位。

经络学说强调脏腑与经络之间的紧密联系，每一条经脉都与一个脏腑相关联，脏腑的气血通过经络进行传输与调节。而经络不仅是气血的运输通道，它本身也参与调节脏腑的功能。

经络与脏腑之间的联系，使得体内的气血状况能反映到体表。比如，皮肤的光泽、面色的变化等，往往是脏腑功能是否正常的反映。反之，体表的病变也能反作用于内脏，影响气血的运行，形成体内外的循环调节。

经络学说是中医学的重要基石，贯穿于中医的诊断、治疗和养生的各个方面。它不仅是疾病治疗的切入点，也是预防疾病和维护健康的重要手段。临床上，通过疏通经络，可以调和气血、改善脏腑功能；通过针灸、推拿等方法刺激经络中的腧穴，可以缓解病症、促进康复。

第二章 五脏六腑，人体重要的生理器官

心：主血脉，可藏神

《素问·灵兰秘典论篇》中说：“心者，君主之官也，神明出焉。”这是说，心脏是人体生命活动的主宰，支配着血液循环、思维意识、情绪波动等多方面的功能。如果心的功能出现问题，人的身体和精神都会受到影响。

一、心主血脉

中医认为，血脉是血液运行的通道，心通过其强大的推动力确保血液按一定的路径流动，并将养分输送到全身各部。血液在脉道流动，它不仅是“营养物质的运输者”，也是“生命活动的推动者”。因此，心被认为是“血脉之主”，它的功能直接决定了血液的流动是否顺畅。

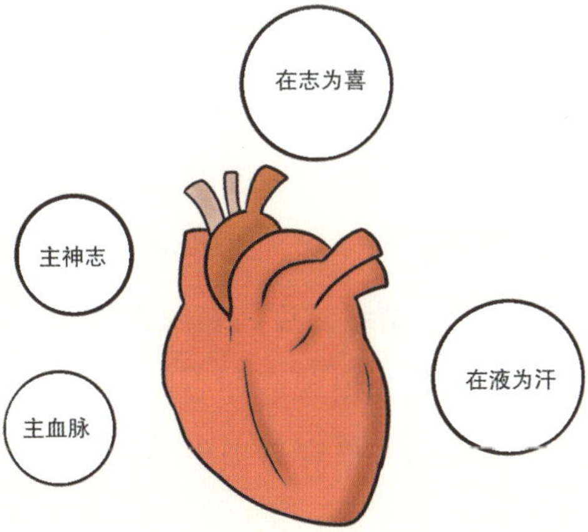

心气充足时，脉象通常有力且流畅，血液的运输和循环也能保证全身的营养供应。相反，若心气不足，则脉象虚弱，血液流动缓慢，常见脉细小、乏力等症状。中医认为，如果心的功能异常，血流可能受到阻碍，脉道堵塞，甚至出现血液外溢的情况，例如出血、紫绀等症状。

面部是血液集中的表面区域，面色的变化可以反映心的功能。如果心气充足、血脉畅通，则面色红润、光泽透亮，表现出健康的状态。若心的功能失常，气血不足，面色便会显得苍白无光，缺乏生气。

舌不仅负责味觉的感知，还是语言发声的器官，同时也为心的气血运行提供了一种“反射镜”。中医认为，心的气血直接上荣于舌，以保持舌的红润光泽与灵活自如。舌象的变化可以帮助中医判断心的气血是否充足、心火是否旺盛，或是否存在血瘀的情况。

例如，心血不足时，舌质会显得苍白，缺乏光泽；如果心火上炎，则舌尖会呈现红赤，并可能伴有舌体起刺或糜烂；当心血瘀阻时，舌质会呈紫暗，并可能出现瘀点；若热入心包或痰湿迷阻心窍，舌可能变得不灵活，出现语言障碍，甚至神志昏迷。

二、心藏神

心不仅是血液循环的中心，它还与人的情绪、精神活动紧密相关。中医理论中的“心藏神”，指的便是心主宰思维、意识、情感等精神活动。人的精神、情绪的波动都与心的功能息息相关。

情志波动，特别是喜、怒、忧、思等情感的极端变化，会对心造成负担，影响其正常功能。情绪过度亢奋或抑郁时，心气会受到损伤，导致心的血液循环不畅，进而出现诸如心悸、失眠、头晕等症状。长期的焦虑、忧愁等负面情绪，也容易损伤心，使其气血不畅，从而影响到整个机体的正常运作。因此，保持情志的稳定，以及心态的平和，对于心健康至关重要。

在中医的调养体系中，心的养护一方面依赖于药物调理，当归、枸杞子、丹参等常用的药材，可以滋补心血、改善血液循环；另一方面，则需要依赖情绪的调节与生活习惯的改善，如调整饮食、加强运动等，都是促进心健康的重要方式。保持愉快的心情，避免情绪的剧烈波动，是养护心的重要手段。

肝：肝不好，气难顺

肝被誉为“血海”，中医认为，它既储藏血液，又调节血量，同时与气血的运行、疏通有着密切的关系。肝的功能失调，不仅会导致气机不畅、血液运行不顺，还会影响到脏腑的协调与情绪的平衡。

一、肝主疏泄

中医认为，肝主疏泄，负责调畅全身的气血流通，尤其是“气”的调节。肝通过疏通气机，帮助气血在全身各个脏腑、经络中顺畅流动。若肝气疏泄不畅，气血无法正常流动，便会导致气滞、血瘀，甚至影响到脏腑之间的协调，造成身体健康问题。

肝气的调节作用对人体至关重要，它不仅控制着肝自身的气血流动，还影响着其他脏腑的功能。比如，肝气失调常常会导致脾胃的气机紊乱，出现消化不良、食欲不振等问题；同时，也容易引发胸闷、腹胀、便秘等症状。尤其是在精神上，肝气不舒则容易引发情绪波动，使人变得易怒、焦虑、抑郁。

《临证指南医案》中言：“肝为风

中医小科普

叶天士，清代著名医家，温病学奠基人。他创立“卫气营血”辨证体系，让温病学成为与伤寒并列的学说，著有《温热论》《临证指南医案》等医学著作。

木之脏，又为将军之官。”肝的性质与木相符，木为生发之气，具有向上、向外生长的特点。肝的“气”性偏向刚强、外向、疏通，因此，肝气喜条达，能够自由流动，而最怕的是抑郁和压抑。这些负面情绪一旦积累，便会导致肝气郁结，气血不通，从而影响身体健康。

二、肝藏血

肝除主疏泄之外，还有“藏血”功能，即储存和调节全身的血液。当身体需要更多血液时，肝便会将储存的血液释放到循环系统中；当身体不需要过多血液时，肝则会将多余的血液储存起来，以备不时之需。

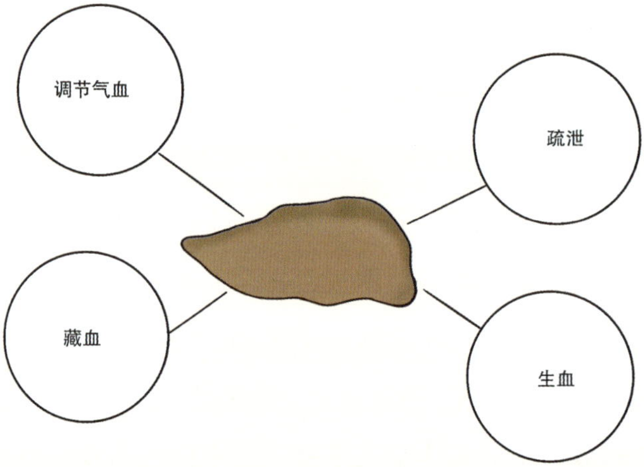

肝内的血液来源于水谷精微，在脾的帮助下经过消化吸收、转化生成，而肝则负责储藏这些血液。中医认为，当身体运动时，肝会将储藏的血液释放到经络中，促进血液的流动与气血的循行；而在静息状态下，血液则回流到肝中保存。肝的这一调节作用，避免了血液的过度流失或积聚，从而保持全身气血的平衡。

如果肝血不足，可能会导致面色苍白、眼睛干涩、失眠、月经不调等症状；而肝气郁结、气滞血瘀时，则可能出现月经不畅、胸闷、腹痛等问题。肝血不足还可能影响到神志，出现头晕、目眩、记忆力减退等症状。因此，肝的健康对于维持身体的气血平衡、神志清明具有至关重要的作用。

此外，肝不仅仅是血液的储存库，它还具有“生血”的功能。中医认为，气不耗损，精便能归肾，转化为精气。而精气经过转化后，进一步滋养肝并化为血液。肝通过这一循环过程，起到维持血液生成与调节的作用。

肝作为“将军之官”，其主疏泄、藏血、生血、调节气血等功能与眼睛、筋骨、关节的健康息息相关。通过调养肝，确保肝血的充盈与气机的畅通，不仅能够改善视力、增强肢体的灵活性，还能防止由于肝血不足引发的多种健康问题。

脾：消化不良也跟脾有关

相比于其他脏器，人们对脾的关注度并不高。但中医认为，脾对于人体生长发育的重要性丝毫不弱于其他脏器。

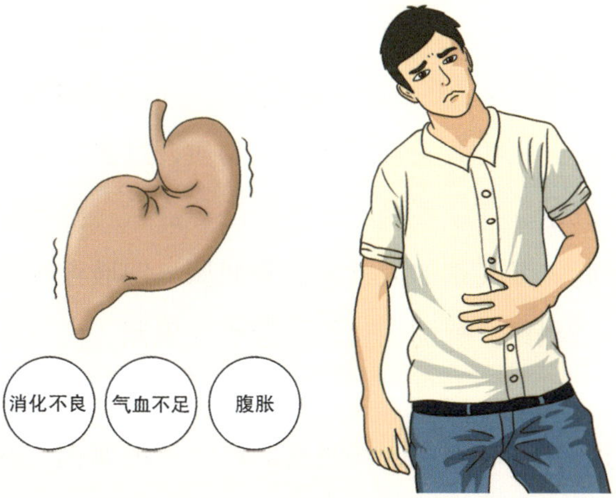

《素问·灵兰秘典论篇》称脾为“仓廪之官”。人出生后，生命活动的继续，以及精、气、血、津液的化生和充实，均赖于脾胃所运化的水谷精微，故称脾胃为“后天之本”。

在中医理论中，脾负责气血生化，是人体消化吸收的核心器官。脾功能的正常与否，直接关系到我们的消化吸收能力。脾虚则气血生化不足，消化功能失调，进而影响整个身体的健康。现代社会中，由于压力大、饮食不规律、生活习惯不当等多方面原因，脾的功能容易失调，从而引发消化不良等健康问题。

一、脾主运化

脾的首要任务是“运化水谷”。食物进入胃中，经胃的受纳与初步消化后，脾负责将水谷中的精华部分转化为气血，再将其输送到全身，滋养五脏六腑、四肢百骸。脾气充盈、运化有力时，气血充足，身体健康；若脾气虚弱，则运化不畅，水谷精微不能得到充分吸收，便会出现消化不良、食欲不振、乏力等症状。

《灵枢·脉度》中有云：“脾气通于口，脾和则口能知五谷矣。”这说明脾的健康与口腔的味觉也有一定关系。脾气健运时，食欲旺盛，口感正常；若脾气失调，则会出现食欲减退、口味淡薄的现象。

湿气是脾的运化功能失常时产生的物质，过多的湿气会滞留在体内，造成身体沉重、食欲不振、肢体疲乏等症状。湿邪容易影响脾的运化功能，因此，湿气重的人常常出现腹胀、四肢浮肿、舌苔厚腻等症状。湿气一旦积聚，脾的气化能力会更受限制，从而加剧消化不良的症状。

脾不仅与消化功能相关，还直接影响身体的肌肉、四肢健康。脾通过运化水谷精微为全身的肌肉提供营养，脾气充足时，肌肉结实、有力，四肢灵活；脾虚时，肌肉缺乏营养，容易出现疲软无力、四肢乏力、肌肉萎缩等症状。

二、脾统血

脾不仅仅是水谷精微的转化器，更是气血生化的源泉。脾主运化水谷精微，并将其转化为气血，进一步输送到五脏六腑。脾气充足时，气能摄血，血液不易外溢，从而确保了血液在体内的正常流通和循环。脾的功能失常时，气血无法正常生化，便会出现身体虚弱、面色苍白等问题。

主气血生化的同时，脾主升清的功能也十分重要，它能够将脾胃消化吸收的精微物质“升清”到上焦，帮助肺宣发清气，促进气血的流动。脾虚时，升清功能减弱，清阳不能上升，可能导致胃气不升，食物停滞，产生胀满、呕吐等不适症状。

调养脾，应顺从脾的习性，脾喜温燥，恶寒湿，因此在饮食上应尽量避免生冷食物，尤其是冷饮、冷菜等。油腻、辛辣等食物也容易给脾胃增加负担，阻碍其正常的消化功能。因此，选择易于消化、温和的食物，如粥、汤类、炖煮的食物等，能够帮助脾胃消化，调节水液代谢，缓解消化不良的问题。

肺：“吐故纳新”全靠肺

肺是人体的重要器官，承担着维持生命活动、调节气体交换、保证血液氧合的重要职责。在中医学中，肺的功能不仅限于呼吸，还在调节全身气机、输布津液、调控免疫功能，以及管理皮毛等方面发挥着重要作用。肺的健康与呼吸道、心血管系统等息息相关，因此，肺的功能失调也会影响到全身的健康。

一、肺主气

肺是“气之主”，它的首要功能之一便是调节全身的气机。肺负责吸入清新的空气，摄取氧气，并排出体内的废气——二氧化碳，完成“吐故纳新”的过程。每一次呼吸，都是肺维持生命、排除体内浑浊之气、吸纳新鲜空气的过程。

肺通过清肃和调节气流，掌控着全身的气机，使得气血能够有序循环、流畅运行。若肺气不足或肺功能失调，则可能导致气机不畅，出现呼吸急促、乏力、气短等症状。肺虚会导致全身气血不足，进而影响到体力和免疫力，使得身体易受外邪侵袭，免疫力下降。

中医小科普

张元素，中医易水学派创始人，精研五脏生理病理，著有《医学启源》《药注难经》《脏腑标本寒热虚实用药式》等医书。

食物进入胃肠后，食物中的精气被吸收，经由脾进一步加工，再上输至肺；而肺气则将这些精气分布至全身各部，调节气血，保证身体各部位的正常运转。肺气正常，气机流通顺畅，气血充盈，整个身体的功能也随之和谐运作。

二、肺开窍于鼻

鼻腔作为气体进出的通道，直接关联着肺的功能。《灵枢·脉度》有云：“肺气通于鼻，肺和则鼻能知臭香矣。”当肺气正常时，鼻腔的呼吸功能和嗅觉能力就能够正常发挥；若肺气虚弱或受寒邪侵袭，则容易导致鼻塞、流涕、鼻出血等症状。

鼻不仅仅是气体进出的通道，也是体内外气血交流的关键门户。

外界的病邪，特别是风寒、湿气、病毒等，往往通过口鼻进入体内，侵害肺脏。外邪侵肺、肺气失调时，常常会引发鼻塞、流感、咳嗽等呼吸系统问题。因此，保持鼻腔清洁，对于防止肺气受邪、维持呼吸系统的健康至关重要。

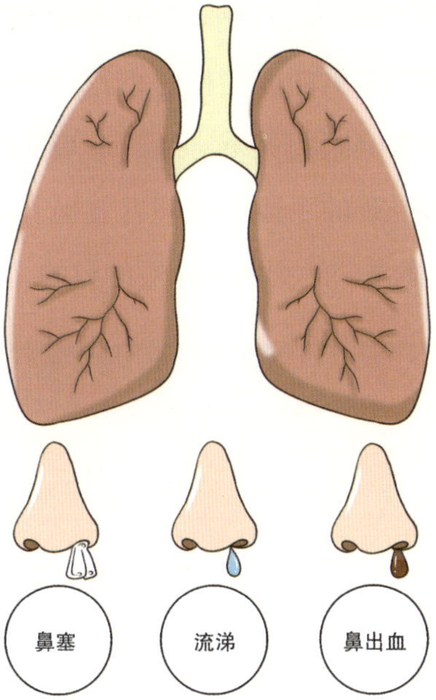

三、肺主皮毛

中医认为，肺气通过宣发作用，负责全身津液精微的输布，这些津液通过皮肤、毛发进行分布，以保持皮肤的润泽与健康。皮毛是人体的第一道防线，它通过汗腺的分泌帮助调节体温、排泄废物，并抵御外邪的侵袭。因此，肺的健康直接关系到皮肤与毛发的营养与保护功能。

《素问·五脏生成篇》有云："肺之合皮也，其荣毛也，其主心也。"肺气充足时，皮肤润泽、毛发光亮；而肺气虚弱时，则皮肤干燥、毛发枯黄，容易感到寒冷或受外邪侵扰。肺气虚弱时，体表的卫气功能减弱，容易导致感冒、皮肤干燥、出汗过多等问题。

此外，肺气的宣发作用还帮助调节汗腺的开合，参与体内的水液代谢与体温调节。当外界环境温度较高时，肺气会促进汗腺开孔，排出汗液以散热；当气温过低时，肺气则收缩汗孔，以保持体内的热量。

总的来说，肺不仅是“吐故纳新”的呼吸器官，更是气血调节、津液分布、免疫防御等多重功能的核心枢纽。保护肺，保持肺气的充足和顺畅，是维持身体健康的关键。通过适当的情绪调节、生活习惯调整，以及预防外邪侵袭的手段，能够有效提升肺的功能，确保身体的气血流畅、免疫力增强，达到健康长寿的目的。

肾：长不高，可能是肾的问题

在中医理论中，肾脏为“先天之本”，是人体生长、发育、衰老的根基。它不仅是我们体内重要的排毒器官，更是存储精气、调节阴阳、滋养骨骼的核心。肾精充足时，身体各项功能得以正常运作，生长发育顺利；肾精不足时，人体的生长发育便会受到影响，骨骼发育和身高增长可能较同龄人迟缓很多。

一、肾藏精

中医认为，肾藏精，精为生命之本，有“先天之精”和“后天之精”之分。先天之精由父母遗传而来，是人一生的生命根基；后天之精则来源于食物和水谷，通过脾胃的运化吸收，再经过肾脏的转化储存。肾可藏精，精能生髓，髓能养脑，精又化气血，气血能滋养全身。因此，肾气充足，精力旺盛，人体的各项生理功能就能正常发挥，生长发育也会顺利进行。

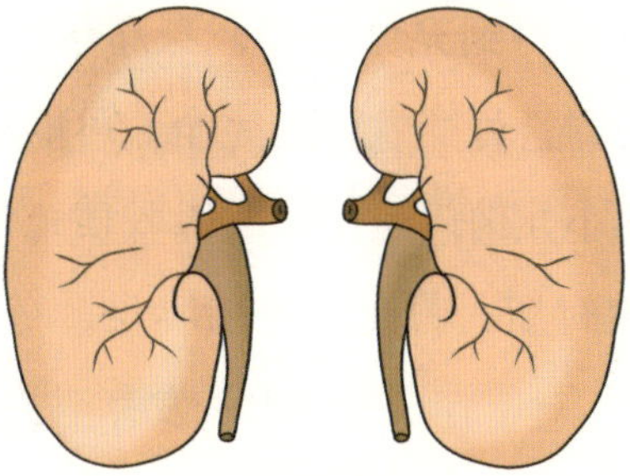

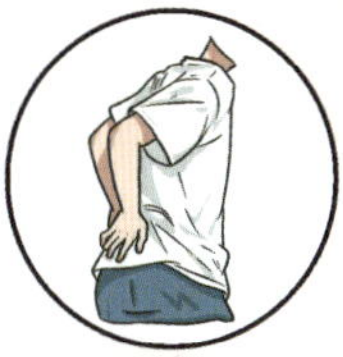

后腰疼痛

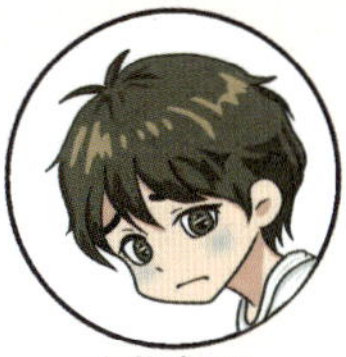

疲劳虚弱

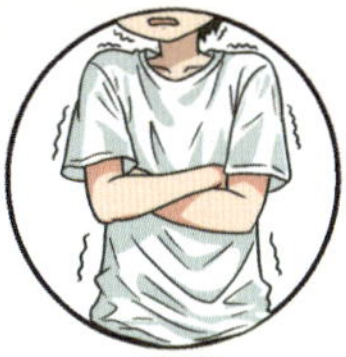

畏寒

肾不仅藏精，还是水火之脏。肾藏阴精，而命门藏阳火，二者相互依存，维持着人体的阴阳平衡。肾阴滋养脏腑，肾阳则温煦推动身体活动。在生长发育过程中，肾阴提供滋养，肾阳提供动力。肾精充盈、肾火旺盛时，生命力旺盛，精力充沛，身高等生长指标也能顺利提升。

如果肾阴不足，体内缺乏足够的精液滋养，生长发育便会受限；如果肾阳虚弱、肾气不足，体内缺乏推动生长的动力，骨骼发育也会受阻。因此，肾阴和肾阳的平衡至关重要，二者相辅相成，调和人体的生理过程。

二、肾与骨骼

《素问·五脏生成论篇》中说：“肾之合骨也，其荣发也，其主脾也。”中医认为，肾精是骨骼发育的根本。肾藏精，精生髓，髓则能充养骨骼和脊柱。

肾精充沛时，骨骼得到充分滋养，身高自然增长。肾精不足时，骨髓得不到足够的滋养，骨骼发育不完全，可能导致骨质软弱、骨骼发育迟缓，甚至出现小儿囟门迟闭、成人骨质疏松等问题。青少年正处于身高增长的关键时期，若此时肾精不足，身高增长将受到抑制。因此，保持肾精充盈，对于青少年的生长发育至关重要。

肾的健康与牙齿和毛发的生长也密切相关。中医认为，“齿为骨之余”，肾精充沛时，牙齿坚固、生长正常；肾精不足时，牙齿发育迟缓，容易松动或脱落。小儿牙齿生长迟缓，成人牙齿松动、早脱等问题，都与肾精不足有关。

肾脏的调养与保健关键在于保持肾精充足、肾气平衡，具体可以从以下几方面入手。

首先，保证充足的休息和规律的作息时间，避免过度劳累和熬夜。

其次，适当的运动能够促进气血流通，帮助肾脏排泄废物，但应避免剧烈运动，尤其是过度消耗肾气的活动。

再次，饮食方面应该注意补充富含营养和滋阴补肾的食物，如黑豆、枸杞子、山药等，避免过多食用辛辣、油腻等容易伤害肾气的食物。

最后，可进行适当的中药调理，如补肾药的使用，也可以根据个人情况进行，但应在专业医生指导下进行，以确保安全有效。

通过合理的生活方式、饮食调养和适当的运动，可以有效促进肾精的积累，帮助骨骼的健康发育，保持身体的强健。

六腑：传化物而不藏，故实而不能满也

在中医学中，六腑是指胆、胃、大肠、小肠、膀胱和三焦，它们与五脏不同，主要负责物质的接受、传输、消化、吸收和排泄，而不

是储藏精微物质。它们以通降传导为主，通过不断地化生与排泄来维持体内的动态平衡。因此，六腑即使在功能活动中有物质聚集，也只是暂时的运化过程，而不会像五脏那样保持充盈稳定。

一、胃主受纳

胃位于膈下，被称为“水谷之海”，主要负责接收、储存和初步消化食物，形成“胃气”。胃气的强弱影响着人体的健康状态，胃气旺盛时，能有效地将食物腐熟，并与脾共同协作，保证食物转化为气血养分供给全身。

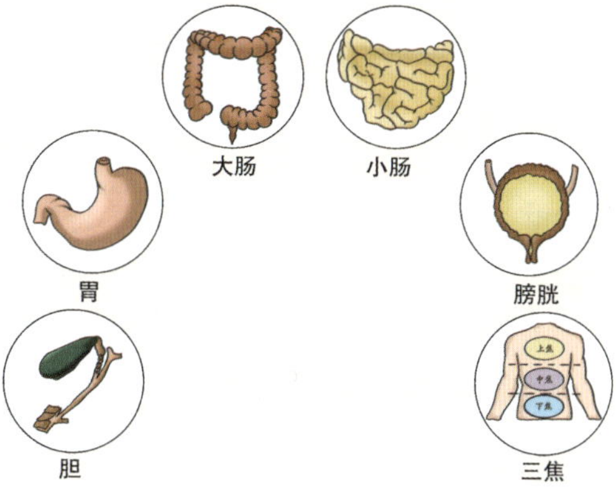

胃气的弱化不仅会影响消化功能，还会导致全身气血不足，表现为乏力、消瘦等症状。胃的消化功能和脾的运化功能相辅相成，以确保水谷精微的吸收与废物的排泄。胃与脾之间的平衡和协调更是保持人体气机升降、调和的关键。

二、胆主决断

胆是与肝相表里的一腑，主要功能是储存和分泌胆汁，促进脂肪的消化吸收。胆汁从肝脏分泌后通过胆道流入小肠，协助消化食物中的脂肪。胆主“决断”，意味着它与肝的“谋虑”功能紧密相关，肝主情绪和思维，胆则帮助做出决策，增强勇气和行动力。因此，胆气的旺盛可以帮助肝脏疏泄气机、调畅体内的气血流动。胆和肝合作时，气机流畅、内外协调，维持身体的活力和健康。

三、小肠分清泌浊

小肠的主要功能是受盛化物和分清泌浊，它连接胃与大肠，接受来自胃的食物并进一步分化。小肠把胃腐熟后的食物分为“清”和“浊”两部分。清者是精华部分，经过脾的升清作用，输送到全身；浊者则是废物，最终通过大肠和膀胱排出体外。小肠的“分清泌浊”功能确保了人体对营养的有效吸收和废物的顺畅排泄，是维持体内气血平衡的重要环节。

四、大肠主排泄

大肠是食物消化过程中的最后一环，主要负责传导糟粕和吸收津液。大肠接收小肠排出的食物残渣，继续吸收其中的水分和营养，形成粪便，通过肛门排出体外。胃主降，小肠主通，大肠主排，三者协调合作，确保消化系统的顺畅运行。大肠的传导不仅关乎废物的排出，还影响到体内的水液平衡。如果大肠功能失常，可能导致便秘或腹泻等问题，影响身体的健康。

五、膀胱司气化

膀胱位于小腹部，是水液的汇聚与排泄场所，因此被称为“津液之腑”。水液经过肺、脾、肾的调节后，进入膀胱储存，最终通过膀胱排出体外。肾气虚弱则会导致膀胱功能障碍，如尿频、尿急、尿不禁等。

六、三焦主持诸气

三焦是中医理论中的一个独特概念，它是气化和水液调控的重要

“通道”。三焦分为上焦、中焦和下焦，分别对应不同的脏腑和功能。上焦以心肺为主，负责水液的宣发和气机的疏通；中焦以脾胃为主，负责运化水谷，生成精微，并将其输送至全身；下焦则包括肾、膀胱及大肠等脏腑，主清浊分离和废物的排泄。三焦的功能是协调维持全身水液的平衡，确保废物的排出和营养的输送。

六腑的协同作用，使得人体能够有效地吸收营养、排泄废物，并保持身体的内外平衡。日常生活中，保持六腑的顺畅运行至关重要。脾胃的强健、气机的调畅、胆汁的分泌以及水液代谢的顺畅，都能帮助维持身体的健康，预防和治疗许多疾病。

第三章 经络穴位，纵横交错的生命网络

十二经脉：人体内的“主干道”

地球表面约有70%的面积被水覆盖，而人体的含水量也接近70%。如果把人体视作一个完整的生态系统，那么十二经脉就是人体内的大江大河，也就是人体内的“主干道”。在中医理论中，十二经脉被誉为“十二正经”，它们连接并滋养着人体的五脏六腑，维持着全身的生命活动。

一、十二经脉的体表分布

十二经脉对称地分布于人体的两侧，分别循行于上肢或下肢的内侧或外侧。它们如同人体内的交通网络，按照一定的规律，有序地运行着气血，具体包括：手三阴经（手太阴肺经、手厥阴心包经、手少阴心经）、手三阳经（手阳明大肠经、手少阳三焦经、手太阳小肠经）、足三阳经（足阳明胃经、足少阳胆经、足太阳膀胱经）、足三阴经（足太阴脾经、足厥阴肝经、足少阴肾经）。

头面分布：手足阳明经主要行于面部和额部，手足太阳经则行于面颊、头顶及后头部，而手足少阳经则行于头侧部。这六条经脉共同维持着头部的气血运行，以确保大脑和面部各器官的正常功能。

躯干分布：手三阳经行于肩胛部，足三阳经则分别行于胸腹面（足阳明经）、后背（足太阳经）和身侧面（足少阳经）。手三阴经从腋下走出，而足三阴经则行于腹面。这些经脉在躯干部位的分布，为内

脏提供了充足的气血滋养。

四肢分布：四肢内侧为阴经，外侧为阳经，手足各分三阴三阳。上肢和下肢的经脉分布具有相似性，但具体位置有所不同。例如，手太阴经行于上肢内侧面前缘及拇指桡侧端，而足阳明经则行于下肢外侧前缘及次趾外侧端。这种精细的分布，确保了四肢各部位都能得到充足的气血供应。

二、十二经脉与脏腑的表里属络关系

十二经脉与脏腑之间存在着密切的表里属络关系，阴经属脏络腑，阳经属腑络脏，一脏配一腑，一阴配一阳，形成了脏腑阴阳表里属络关系。

表里经脉的交接：相为表里的阴经与阳经，都在四肢末端交接，并分别循行于四肢内外两个侧面的相对位置。这种交接方式，使得气血能够在表里经脉之间顺畅地流通。

表里脏腑的联络：互为表里的经脉分别络属于互为表里的脏腑。例如，手太阴肺经属肺络大肠，手阳明大肠经则属大肠络肺。这种联络关系，使得脏腑之间的功能能够相互协调，共同维持人体的生命活动。

三、十二经脉的流注次序

十二经脉的流注次序是从手太阴肺经开始，依次流经其他十一条经脉，最终回到手太阴肺经，形成一个周而复始、如环无端的流注系统。

流注次序：气血从手太阴肺经开始，经食指端流注于手阳明大肠经，再依次流经足阳明胃经、足太阴脾经、手少阴心经、手太阳小肠经、足太阳膀胱经、足少阴肾经、手厥阴心包经、手少阳三焦经、足少阳胆经、足厥阴肝经，最后回到肺中，完成一个循环。

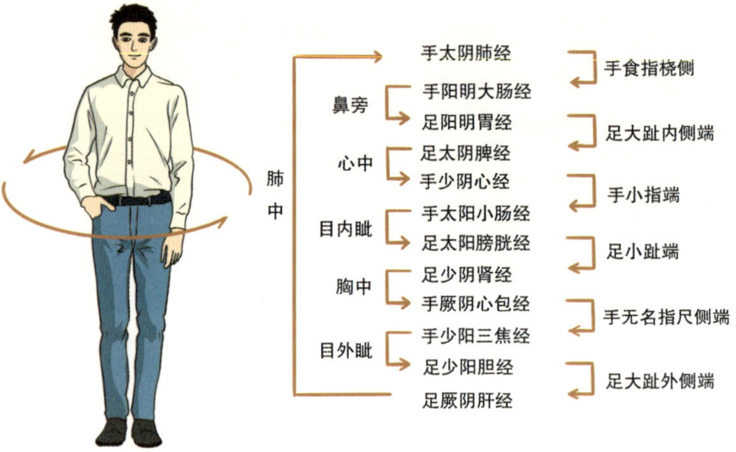

流注意义：十二经脉的流注次序体现了中医理论中气血运行的规律。通过这种有序的流注，气血能够周流全身，起到濡养作用。同时，它也有助于调节人体的阴阳平衡，维持人体的正常生理功能。

十二经脉作为经络系统的主干线，对人体具有极其重要的生理意义。它们通过有序的体表分布、密切的表里属络关系和周而复始的流注次序，共同维持着人体的生命活动，让人体这个生态系统得以正常运转。

奇经八脉：任督二脉真的存在

在武侠小说里，我们经常能看到这样的场景：某位平平无奇的少年、少女，因为无意间打通了任督二脉，开始领悟武学的奥义，从此走上人生巅峰……其实，在中医世界中，任督二脉是真实存在的，它们都属于奇经八脉的一种。

在中医经络理论中，奇经八脉作为一个独特的系统，与十二正经相辅相成，共同维持着人体的气血运行与阴阳平衡。奇经八脉之所以得名，是因为它们既不直属脏腑，又无表里配合关系，其循行路线独特，有别于十二正经。

中医小科普

王叔和，魏晋时期著名医学家，被誉为“脉学之父”，他所著的《脉经》是我国现存最早系统论述脉诊的专著，奠定了中医脉诊理论的基础。

奇经八脉包括督脉、任脉、冲脉、带脉、阴维脉、阳维脉、阴跷脉、阳跷脉。

其中，督脉、任脉与冲脉均起始于胞宫，共同出于会阴部位，此现象被称作“一源三歧”。阴维脉发源于小腿内侧，沿着大腿内侧向上行进，最终与任脉在咽喉部交汇。阳维脉则起始于足背外侧，沿腿膝外侧上行，至项部后方与督脉相会。阴跷脉起始于足跟内侧，随同足少阴等经脉上行，至目内眦处与阳跷脉相合；阳跷脉起自足跟外侧，伴随着足太阳等经脉上行，同样到达目内眦与阴跷脉相会，并继续沿足太阳膀胱经上行至额部，最终在项部后方与足少阳胆经相交汇。

这些经脉相互交错地循行于人体，如同湖泊般蓄积与调节十二经脉的气血，协调阴阳平衡。当人体脏腑气血旺盛时，奇经八脉能够蓄积多余的气血；而当人体功能活动需要时，它们又能渗灌供应气血，确保人体各项生理活动的正常运行。

一、任脉：阴脉之海，生养之本

任脉作为奇经八脉之一，被称为“阴脉之海”，具有濡养周身的作用。任脉的“任”字，寓意担任、妊养，这与任脉的生理功能紧密相连。任脉与女子的生育功能密切相关，它调节月经、孕育胎儿，是人体的生养之本。任脉的循行路线起于胞中，上至颏部，与诸多脏腑相连，对人体的气血运行与生殖健康起着至关重要的作用。

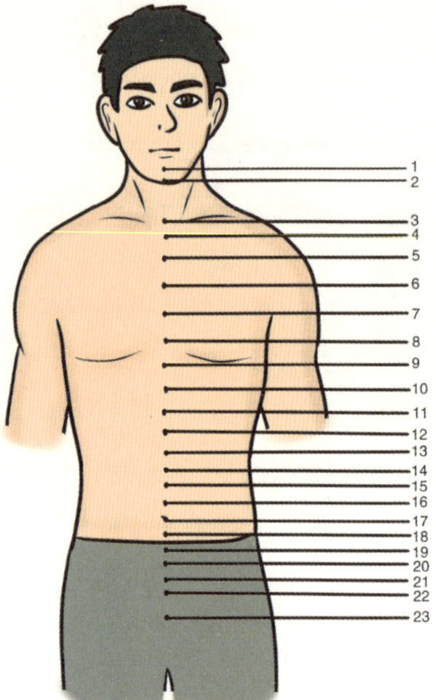

任脉

1.承浆 2.廉泉 3.天突 4.旋玑 5.华盖 6.紫宫 7.玉堂 8.膻中 9.中庭 10.鸠尾 11.巨阙 12.上脘 13.中脘 14.建里 15.下脘 16.水分 17.神阙 18.阴交 19.气海 20.石门 21.关元 22.中极 23.曲骨

二、督脉：阳脉之海，统率阳气

督脉同样作为奇经八脉的重要组成部分，被誉为“阳脉之海”。督脉的“督”字，意为总管、统率，这反映了督脉在人体阳气运行中的主导地位。督脉起于胞中，下出会阴，主干循行于人体后背正中线和头正中线，与脑和脊髓有密切联系。督脉总督六条阳经，具有调节全身阳经气血的作用。因此，疏通督脉能够增强人体的抵抗力，保护身体免受外邪侵袭。

尽管在现代医学体系中，任督二脉并未直接对应于具体的解剖结构，但中医经络理论中的任督二脉却具有深远的意义。它们作为气血运行的通道，在调节人体阴阳平衡、维持生理功能稳定方面发挥着重要作用。在中医临床实践中，通过针灸、推拿等方法刺激任督二脉，能够有效治疗多种疾病，改善人体健康状况。

此外，任督二脉还与人体的精神状态密切相关。中医认为，人的

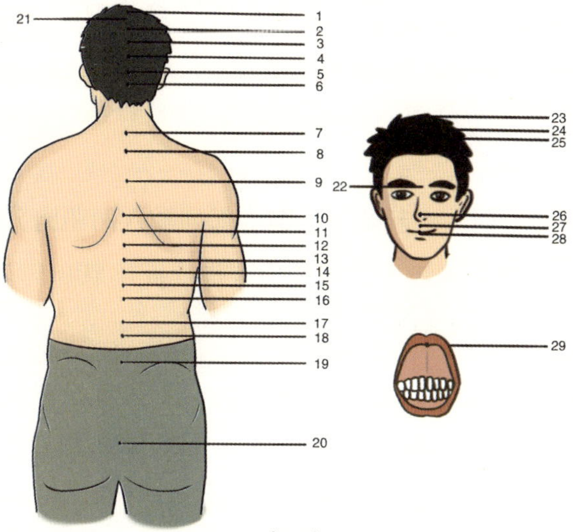

督脉

1.百会	9.身柱	17.命门	25.神庭
2.后顶	10.神道	18.腰阳关	26.素髎
3.强间	11.灵台	19.腰俞	27.水沟
4.脑户	12.至阳	20.长强	28.兑端
5.风府	13.筋缩	21.前顶	29.龈交
6.哑门	14.中枢	22.印堂	
7.大椎	15.脊中	23.囟会	
8.陶道	16.悬枢	24.上星	

精神活动由心主宰，而心与督脉相通。因此，疏通督脉不仅能够增强人体的物理抵抗力，还能提升人的精神状态，使人更加积极向上、充满活力。

十五络脉：脉之可见，皆络脉

前面提到，十二经脉如同大江大河，滋润着人体。江河有分流支脉，人体也同样有。在中医经络理论中，络脉是经脉的分支，起着沟通表里经脉以濡养全身的重要作用。

十五络脉包括十二经脉的别络、任脉之络、督脉之络及脾之大络。这些络脉从各自所属的经脉分出，循行于人体浅表部位，如同网络般覆盖全身，将气血输送至各个角落，确保人体各项生理活动的正常进行。

一、十二经脉的别络

手太阴络——列缺：起始于手腕上部列缺穴两肌肉分歧处，与手太阴经相并而行，散布于手大鱼际的边缘部。此络脉病候分为虚实两证，实证为手掌热，虚证为呵欠、气短等。

手少阴络——通里：起始于腕横纹后一寸半处，由此向上与手少阴经并行于浅层，联系舌根部和眼睛根部。此络脉病候实证为胸胁及膈上撑胀不舒，虚证为不能言。

手厥阴络——内关：在腕横纹后两寸处分出，沿着手厥阴经循行部之浅层上行，联系心包络。此络脉病候实证为心痛，虚证为头项强直。

手太阳络——支正（具体描述略，但存在于经络系统中）。

手阳明络——偏历：在腕横纹上三寸处分出来后进入手太阴肺经，另一支上行至面部颊侧屈曲处，遍布于下齿中。此络脉病候实证为龋齿、耳聋，虚证为牙齿寒凉等。

手少阳络——外关：在腕横纹上两寸处分出来后向上绕过前臂外侧上行，注入于胸中会合手厥阴经。此络脉病候实证为肘关节部痉挛，虚证为肘关节部纵缓不收。

足太阳络——飞扬：在踝关节上七寸处分出后走向足少阴经。此络脉病候实证为鼻塞流涕、头背疼痛，虚证为鼻流清涕等。

足少阳络——光明：在踝关节以上五寸处分出后走向足厥阴经脉。此络脉病候实证为厥冷，虚证为筋肉萎缩或痿软无力。

足阳明络——丰隆：在踝关节上八寸处分出后走向足太阴经脉；另一支上行至头项部，会合诸经脉之气。此络脉病候气逆则喉痹、卒喑，实证为狂证和癫证，虚证为足胫屈伸不得。

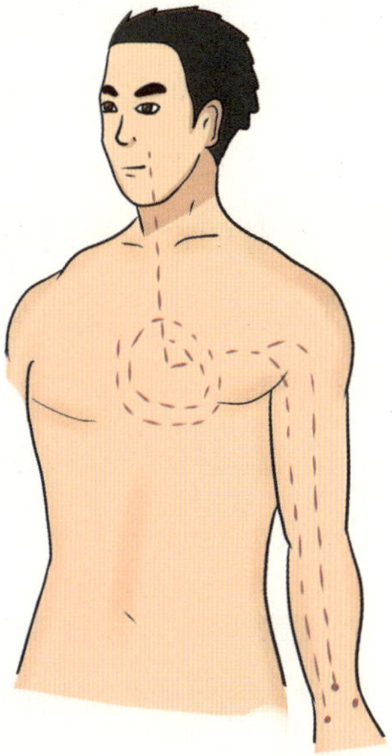

足太阴络——公孙：在第一跖趾关节后一寸处分出后走向足阳明经脉；另一支上行直络于肠胃。此络脉病候气逆则病发霍乱，实证为肠中切痛，虚证则腹部鼓胀。

足少阴络——大钟：从足少阴经脉由大钟穴分出，绕过足跟后走向足太阳经脉。此络脉病候气逆则心烦胸闷，实证为小便不通，虚证为腰痛。

足厥阴络——蠡沟：在踝关节内侧以上五寸处分出后走向足少阳经脉。此络脉病候气逆为睾丸肿大，实证为阴器挺长不收，虚证为阴囊瘙痒。

二、任脉、督脉及脾之大络

任脉之络——尾翳：由任脉之鸠尾穴上面分出后下行至鸠尾穴后再散络于腹部。此络脉病候实证为腹壁皮肤疼痛，虚证为腹壁皮肤瘙痒。

督脉之络——长强：从督脉由长强穴处分出，上行至项部，散络于头上。此络脉病候实证为脊柱强直，虚证为头部沉重。

脾之大络——大包：在腋窝部下三寸的渊腋穴下方三寸处分出后散布于胁肋及胸侧。此络脉病候实证为全身疼痛，虚证为各关节皆弛缓。

在整个经络系统中，经脉较为粗大，扮演着运输气血、传送营养物质的主要通道角色。相比之下，络脉则较为纤细，作为经脉的分支存在。络脉自经脉分出后，经过逐级细分，其分支愈发精细，最终构成了一个遍布全身的立体网络结构，确保经脉中的气血与营养物质能够输送至人体的每一个细微之处。

络脉的这种逐层细化的特性，塑造了其独特的网络层次结构，而其在人体脏腑、皮肤及肌肉等不同部位的分布，则决定了络脉的空间位置特性。络脉的主要生理功能包括传递信息、抵御外邪，以及运行气血、滋养全身。在中医临床实践中，人们可以通过针灸、推拿等方法刺激十五络脉，从而有效治疗多种疾病，改善人体的健康状况。

十二经筋：行走坐卧离不开它

《素问·痿论篇》有言："宗筋主束骨而利机关也。"也就是说，经筋为骨骼提供了支撑和保护，确保了关节的灵活性和运动的顺畅性。

十二经筋，顾名思义，是与十二经脉密切相连的筋肉系统，共同构筑了人体经络与肌肉的协作网络。如果说十二经脉是地上的十二条河流，那么十二经筋就是被河流滋养的土地。

在中医理论中，"经"指的是十二经脉，而"筋"则是肌肉的总称。十二经筋是十二经脉之气濡养筋肉骨节的体系，是十二经脉的外周连属部分。它们起于四肢末端，结聚于关节和骨骼，分布部位与十二经脉的外行部分相类似，但不入脏腑。

一、十二经筋的循行与分布

十二经筋各起于四肢末端，遵循着一定的循行路径，结聚于关节和骨骼附近。它们或沿肢体外侧分布，或沿肢体内侧分布，具体路径如下。

足太阳经筋：起于足小趾，向上结于外踝，斜上结于膝部，最终上行至头顶和面部。

足少阳经筋：起于第四趾，向上结于外踝，沿大腿外侧上行，结于缺盆，并上行至头顶和面部。

足阳明经筋：起于第二、三、四趾，结于足背，沿大腿外侧上行，连属脊椎，并上行至头面部。

足太阴经筋：起于足大趾内侧端，沿大腿内侧上行，结于脐，并散布于胸中。

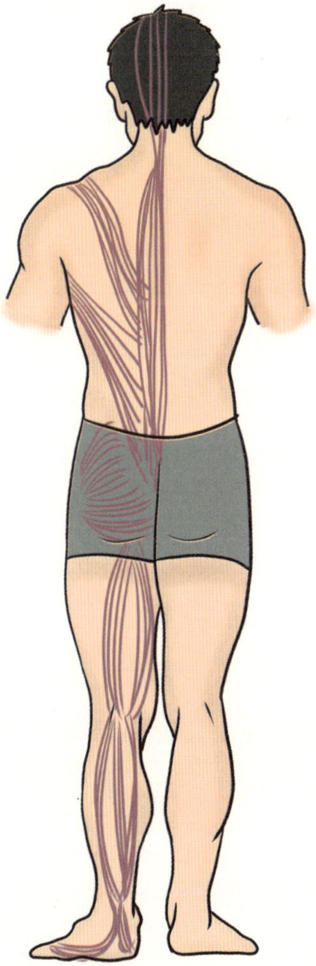

足少阴经筋：起于足小趾的下边，与足太阳经筋并斜行于内踝下方，结于足跟，并沿大腿内侧上行至项部。

足厥阴经筋：起于足大趾上边，向上结于内踝之前，沿大腿内侧上行，结于阴部，并联络各经筋。

手太阳经筋：起于手小指上边，结于腕背，沿前臂内侧缘上行，结于腋下，并绕肩胛、颈旁，结于耳后乳突。

手少阳经筋：起于无名指末端，结于腕背，沿前臂外侧上行，结于肩髃，并绕肩胛、颈旁，结于耳后乳突。

手阳明经筋：起于食指末端，结于腕背，沿前臂外侧上行，结于肩髃，并绕肩胛、颈旁，结于耳后乳突。

手太阴经筋：起于手拇指上，结于

鱼际后，沿前臂内侧上行，结于腋下，并出缺盆，结于肩髃前方。

手厥阴经筋：起于手中指，与手太阴经筋并行，结于肘内侧，上经上臂内侧，结于腋下。

手少阴经筋：起于手小指内侧，结于腕后锐骨，向上结于肘内侧，再向上进入腋内，交手太阴经筋，行于乳里，结于胸中。

二、十二经筋的功能与重要性

十二经筋在人体中发挥着至关重要的作用，它们具有约束骨骼、屈伸关节、维持人体正常运动功能的作用。当经筋受到损伤或功能失调时，就会出现转筋、筋痛、痹证等，影响人们的正常生活和工作。此时，我们就需要采取一些措施来调理和保健。

拉伸运动：通过拉伸运动来放松和锻炼经筋，如直腿大步走、手臂甩动、金鸡独立等。这些运动能够增强经筋的柔韧性和弹性，减少因久坐或久站导致的筋缩问题。

针灸推拿：针灸和推拿是中医调理经筋的常用方法。通过刺激特定的穴位和经络，可以促进气血循环，缓解经筋的紧张和疼痛。

中药调理：一些具有活血化瘀、舒筋活络作用的中药也可以用于调理经筋。在医生的指导下，选择合适的中药进行调理，可以有效改善经筋的功能。

在日常生活中，无论是行走、坐卧还是其他各种姿势和动作，都离不开十二经筋的协同作用。当经筋功能正常时，我们才能保持身体的平衡和稳定，进行各种复杂的运动。所以，保护十二经脉不受损伤，也是保养人体非常重要的方面。

十二皮部：身体表面的“防弹衣”

《素问》中提到了很多跟十二皮部有关的内容，比如“皮有分部”“皮者，脉之部也”“凡十二经络脉者，皮之部也”“欲知皮部，以经脉为纪者”……十二皮部主要起着保卫机体，抵御外邪和反映病候的作用。因此，人们常说十二皮部是身体表面的“防弹衣”。

十二皮部以十二经脉在体表的分布范围为依据进行划分，它们位于人体最外层，与经络气血相通，具有保护机体、抵御外邪和反映病症的作用。

一、十二皮部的分布

十二皮部的分布与十二经脉的循行路线密切相关。它们分别循手太阴肺经、手厥阴心包经、手少阴心经、手阳明大肠经、手少阳三焦经、手太阳小肠经、足阳明胃经、足少阳胆经、足太阳膀胱经、足太阴脾经、足厥阴肝经、足少阴肾经分布于人体的不同部位。具体来说，手三阴三阳皮部主要分布在上肢，而足三阴三阳皮部则主要分布在下肢和躯干部。

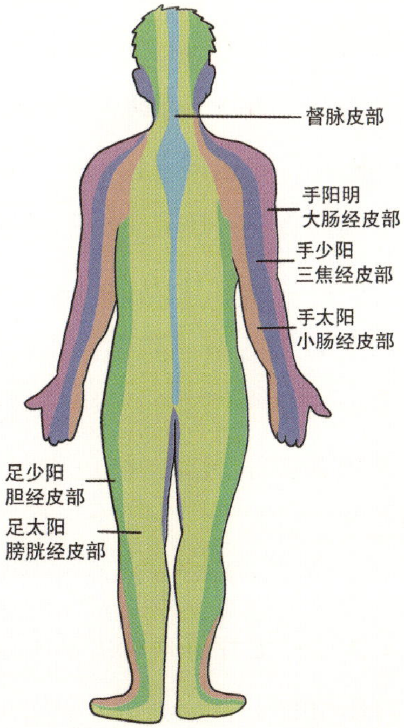

二、十二皮部的功能

保卫机体：皮部作为机体的最外层，是抵御外邪入侵的第一道防线。当外邪侵犯时，皮部能够像防弹衣一样，发挥其保卫机体的作用，防止病邪深入。

反映病症：当人体脏腑、经络发生病变时，这些病变可以通过皮部反映出来。通过观察皮部的色泽、形态等变化，可以推断出脏腑经络的病症。

治疗疾病：根据皮部理论，中医临床上可以通过刺激皮部来治疗疾病，比如刺络、敷贴等方法，就是利用皮部与经脉络脉乃至脏腑气血的沟通和内在联系，通过刺激皮部来达到治疗疾病的目的。

三、十二皮部在中医临床中的应用

通过观察皮部的色泽、形态等变化，中医医生可以初步判断患者的病症所在。例如，皮部出现红肿、疼痛等症状，可能与相应的脏腑经络病变有关。通过按摩、拍打等手法刺激皮部，可以促进气血循环，增强机体的抵抗力，从而起到预防疾病的作用。此外，保持良好的生活习惯和心态，也有助于维护皮部的健康和功能。

皮部作为包裹人体的最外层屏障，不仅承担着保护机体、抵御外邪侵袭的重任，还具备分泌汗液、调节体温以适应四季气候变化的功能。同时，皮部作为十二经脉之气散布的部位，与机体内脏腑之间存在着紧密的整体联系。皮部的色泽变化、斑疹出现以及敏感点等表象，均是中医望诊、切诊过程中的重要观察内容。比如皮部呈现青紫色多提示痛证，红色则多预示热证，白色则可能与虚证或寒证相关。

皮部理论在医学领域具有深远意义。诸如针灸、药熨、水浴、拔罐、按摩、泥疗等理疗方法，均是通过首先作用于皮部，进而发挥其治疗作用的。

腧穴：气血输送的“交通要冲”

《黄帝内经》称，腧穴为“脉气所发”和“神气之所游行出入”处，也就是说，腧穴是经络气血集散之地，这也是腧穴输注气血的特点。

在中医经络理论中，腧穴是一个至关重要的概念。它们位于经脉之上，是经络之气与脏腑相连的重要通道。腧穴在中医理论中占据核心地位，通过刺激这些穴位，可以调节经络气血的运行，从而达到治疗疾病、保健养生的目的。

一、腧穴的分布

腧穴并非孤立存在于体表的简单位点，而是与深层组织及器官存在着紧密的关联，是相互贯通、具有特殊功能的部位。鉴于其蕴含输送与通达的内涵，其运作机制必然是双向性的。

一方面，它能由内向外传递信息，反映体内的病痛状况；另一方面，它也能由外向内接收刺激，从而达到预防与治疗疾病的目的。在此意义上，腧穴既是疾病状况的反映点，也是治疗过程中的刺激点。

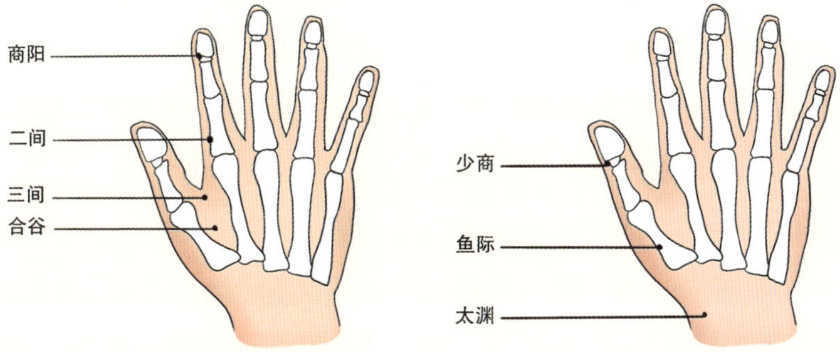

十四经穴是指归属于十二经脉、任脉和督脉的腧穴，简称“经穴”，共有316个。腧穴遍布全身，数量众多。根据中医理论，这些穴位有着固定的名称和位置，是中医针灸、推拿等疗法的主要刺激点。此外，还有一些不属于十四经的经外奇穴和阿是穴，它们同样具有治疗疾病的作用。

二、腧穴的功能

腧穴作为气血输注的“交通要冲”，在人体中发挥着多种重要功能。

调节气血：腧穴是经络气血运行的关键节点，通过刺激这些穴位，可以调节经络气血的盛衰，促进气血的流通和平衡。

反映病症：当人体脏腑经络发生病变时，腧穴往往会出现压痛、色泽改变等异常反应。通过观察这些变化，可以推断出脏腑经络的病症所在。

治疗疾病：腧穴是中医针灸、推拿等疗法的主要刺激点。通过刺激这些穴位，可以激发经络之气，调节脏腑功能，从而达到治疗疾病的目的。

有学者将古老的腧穴理论与现代医学理论进行比对分析，试图用新颖的理论框架和概念体系来阐释腧穴的本质。比如当电流刺激作用于肌肤时，受刺激的肌肉会产生相应的收缩反应。在体表部位中，能够以最弱电流刺激诱发最大肌肉收缩的点被称为运动点。

美国学者金林通过对比运动点的位置与传统穴位的位置，发现两者在分布上呈现出高度的一致性。与此同时，日本的兵头正义与美国的弗罗斯特等学者，则将穴位与触发点进行了深入的比较研究。触发点被界定为机体肌肉组织中的局部交性区域，具有深层组织敏感性增高、存在结节以及伴有放射痛等特征。

尽管其具体的产生机制尚待阐明，但目前中医界普遍认为，触发点的形成可能与疼痛或其他因素诱发的肌肉痉挛、内分泌失调或肌肉紧张状态有关。在针刺穴位的过程中，组织间的相互摩擦以及金属针与组织电介质之间的相互作用，可能会导致局部组织中的肌肉纤维和神经纤维受到一定程度的损伤。目前，关于腧穴的研究仍在不断进行，相信不远的将来，腧穴的相关研究也将为中医带来更多惊喜。

第四章 中医诊断，望闻问切

整体观和辨证论治：中医诊断的基本原理

中医诊断是通过全面、系统的观察与分析，结合患者的主诉、体征和病理变化，来确定病因、病机，并推断疾病发展趋势的一种方法。它不仅是一项技术操作，更是一个认识和推理的过程，可以通过分析患者的外在表现与内在病理的联系，揭示疾病的根本原因。

望、闻、问、切四诊法是中医诊断的核心方法，通过这些方法，医生能够获取全面的病情信息，进而判断疾病的病因，从而为治疗提供科学依据。

一、从外知内，四诊合参

中医认为，人体是一个有机的整体，脏腑与体表、四肢、五官是统一的，身体各个部分的变化与全身的功能息息相关。因此，在中医诊断中，必须审察患者的内在和外在，甚至将患者与自然环境、气候等外部因素结合起来进行综合分析。

疾病的发生和发展，通常是表里相应、内外相连的。人体的外部表现，诸如面色、舌苔、脉象等，都能反映内在的健康状态。因此，中医诊断讲求“从外知内”，即通过“望、闻、问、切”

中医小科普

《四诊抉微》将历代文献中关于望、闻、问、切四诊内容整理分类，并联系病因、病理加以论述，认为四诊并重，不可缺一，为诊断学的专著。

这些诊断手段，观察和分析患者的外在症状和体征，来推知脏腑的病理变化。

望、闻、问、切四种诊法各有侧重，只有综合运用四诊，才能全面了解患者的病情。每一种诊法都有其独特的作用，单独使用某一种方法往往无法全面反映病情。四诊并重的目的，是要从不同角度获得临床资料，全面评估患者的病情。例如，望诊通过观察面色、舌苔等外部表现，闻诊通过听声音、嗅气味，问诊通过了解患者的主诉和病史，切诊通过触摸脉象等来探测体内病变。四诊合参方能够有效避免局限于某一诊法的偏差，使诊断更加准确。

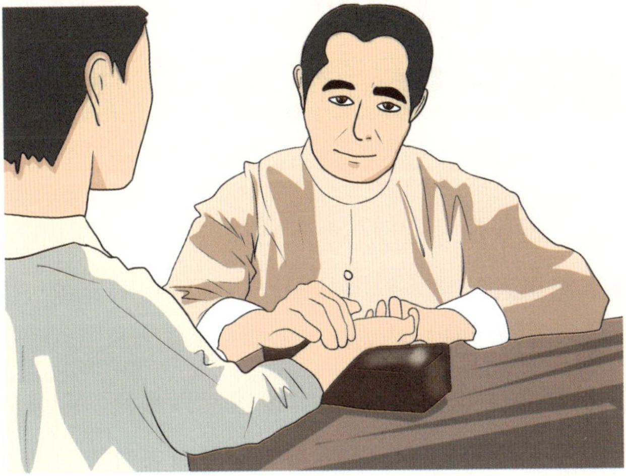

二、辨证求因，审因论治

在中医诊断中，辨证求因是对症施治的核心。通过四诊的全面分析，医生需要找出疾病的根本原因（即“因”）。这一过程不仅要识别病因，如六淫、七情、饮食劳逸等致病因素，还要分析具体的病理变化，找到症结所在。

中医通过辨证求因，将疾病从病名（如感冒）和证候（如风寒或风热）两方面进行分析。一个病名下可以有不同的证候，而一个证候又可能出现在多种病因中，因此必须在明确病名的基础上，进一步分析证候，确保诊断的准确性。比如，若病人有发热症状，仅凭此症状是无法确定具体病因的。应进一步询问是否有恶寒、头痛，结合脉象、舌象和其他症状，才能明确发热的原因。只有准确辨明病因和病机，才能进行恰当的治疗。

中医诊断是一个动态的、全面的过程，这一过程不仅是对疾病的辨识，也是对人体整体状态的评估。通过四诊合参，医生能够全面掌握患者的病情，从而进行准确的病因分析，做出正确的治疗决策。

望诊：望而知之谓之神

望诊，作为中医传统四诊之一，除了通过观察患者的外在表现来推测健康状态，还涉及对生理与病理的深层理解。高明的中医能够通过望诊迅速掌握患者的整体健康状况，包括气血的充盈、阴阳的平衡以及五脏六腑的协调情况。

《素问·脉要精微论篇》中言："诊法常以平旦，阴气未动，阳气未散，饮食未进，经脉未盛，络脉调匀，气血未乱，故乃可诊有过之脉。"传统上，最适宜的诊候时机是清晨时分，因为这个时段阴阳之气尚未受到扰动，且人体尚未进食、经脉尚未充盈、气血未乱。此时进行望诊，可以准确推测脏腑的气血状况以及疾病的趋势。

一、望面

中医认为，气血顺畅则神旺，气血滞涩则神衰，面色也会随之变化。五脏的精华通过五色在面部显现，青色代表肝，红色代表心，黄色代表脾，白色代表肺，黑色代表肾。不同的面色变异，能反映出各脏腑的健康状况。

例如，脾系病证通常表现为面色黄，可能是湿气或食积的表现；肺系病证则会表现为面色苍白，有虚寒或血虚的情况；心有问题时，面色会偏红，且通常伴有火热的症状；肝系病证常见青色或青黑色面容，常因风邪或寒邪而出现；肾系病证则使面色灰黑，可能伴随水肿等症状。

二、望眼

眼睛是五脏精华的所在，肾水的精气通常显现于眼睛，通过观察眼睛的颜色和状况，也能揭示脏腑的情况。若眼睛明亮清澈，意味着肾气充盈，肾水足；若眼睛暗淡、昏沉，则可能有肾气亏虚的情况。眼睛的颜色变化多与内在的热邪或寒邪相关，如眼睛发红或发黄，可能是肝胆火旺或湿热内蕴的表现；若眼睛发白或无光泽，则可能是血虚或脾虚。

三、望舌

舌部各区域代表脏器

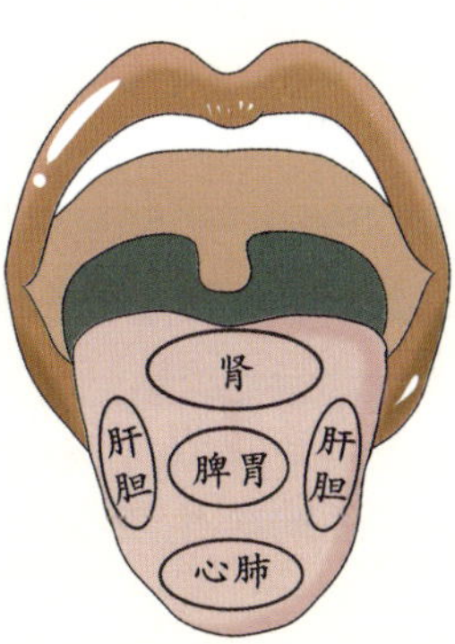

中医舌诊是非常重要的望诊方法。舌的形态、颜色，舌苔的厚薄，舌质的润泽等都能反映脏腑的病理变化。例如，舌质红且苔薄黄多见于内热症状，舌质淡而胖则提示气血虚弱；舌苔白腻则可能与湿气重、脾胃功能失调有关。

四、望体态

有些时候，对体态的观察也能够获得有关疾病性质的线索。对体态的观察不仅是外在的胖瘦强弱，还应包括患者的体力、耐力、运动功能等方面。虚弱体态多见于气虚、血虚、阴虚的患者，身体的虚脱常常表现为体态消瘦、体力差等；而肥胖体态则多与湿热、脾胃不健等问题相关。

中医有句话，叫“胖人多痰湿，瘦人多虚火”，这是说脾胃功能失调，水湿运化不畅，导致湿气内生，湿气积聚过多，便容易出现水肿、肥胖等症状；而火气过多，则容易消耗津液、引发内热，从而影响胃肠的消化吸收功能，导致体形偏瘦。

望诊不仅是观察外在的“色”与“形”，更重要的是要运用丰富的临床经验，将观察到的表象与患者的病理背景、生活习惯、情绪变化等因素结合，进行全方位的分析。每一项细微的变化都可能隐藏着病理的线索。通过望诊，医者不仅可以对疾病做出初步判断，还能为后续的治疗提供有力的支持。

闻诊：听声嗅味知其疾

中医四诊中，“望诊”是依靠眼睛观察外在的表现，而“闻诊”则是通过耳朵和鼻子的感知，帮助医生更全面地了解病人的健康状态。

通过“闻”不仅能洞察病人的病理状态，还能了解病人脏腑的变化和气血的运行。

一、听——通过声音辨别疾病

“闻诊”最为基础的一项内容是通过听患者的声音，包括说话、呼吸、咳嗽等的特点，来判断病变的脏腑。中医认为，身体各脏腑的不同病理状态会通过特定的声音表现出来，因此通过不同的声音，可以找到相应的疾病征兆。

肝系病证：肝的病变常表现为呼声急促、喉中有急迫感。肝主疏泄，若疏泄功能失常、气机不畅，自然会表现出急促的呼吸声，或是说话时音调突然高亢。

心系病证：部分心系病证患者会表现为笑声雄壮、急促。若心脏的功能不稳定或存在火旺的病症，可能会出现此类声音。

脾系病证：脾系病证往往表现为言语无力、缓慢。脾主运化，若脾气虚弱，患者说话通常显得不够有力，声音略显虚弱，通常伴有腹胀、食欲不振等消化不良症状。

肺系病证：肺系病证患者的声音通常较为急促或带有哭腔。肺主呼吸，若肺气不畅或受到外邪侵袭，患者会出现呼吸困难、说话断断续续的症状，声音也显得较为急促。

肾系病证：肾系病证则表现为呻吟声较微弱，病人多感到气短、力弱。肾主藏精，若肾气虚弱，患者多出现无力的呻吟声，通常伴随身体虚弱、疲劳等症状。

此外，语言的特点也可以揭示病理状态。

语气低微：多见于内伤虚证，通常伴随虚弱、气血不足。

细语反复：通常与神志不清或疲惫有关，常见于精神过度疲劳或神思不足。

妄言谵语：多见于热盛神昏的情况，尤其是高热、心火旺盛时，患者可能会说出胡乱的话语。

高声骂詈：若声音粗暴、骂骂咧咧且无分亲疏，可能是癫狂或神志不清的表现。

二、嗅——通过气味判断疾病

气味作为人体内环境变化的反映，可以反映脏腑的健康状况，甚至能揭示疾病的类型。常见的嗅觉诊断对象包括口气、尿味、体味等。不同的病理状态会通过身体及其排泄物、分泌物等释放出不同的气味，反映病情的变化。通过闻诊，医生能够早期识别疾病，特别是一些隐匿性的内科疾病。

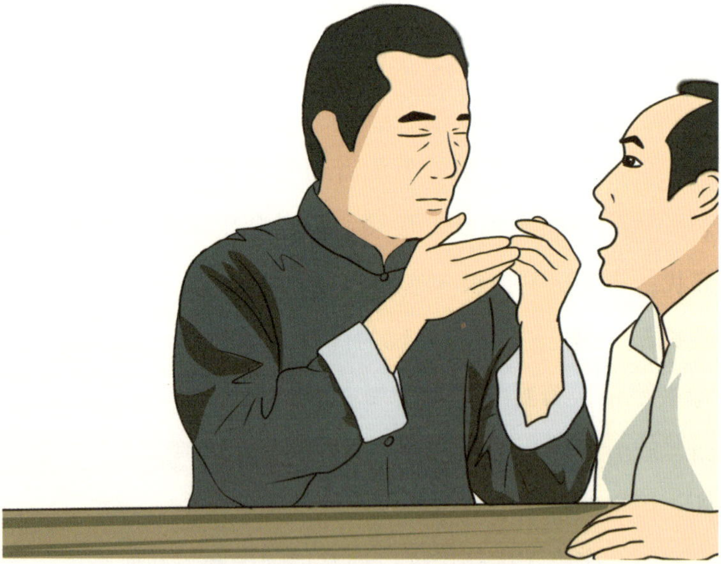

1. 口气

臭味：口气异常，尤其是口中有臭味，常见于胃火过旺、食积、痰湿内阻等。胃火炽盛会产生酸臭的口气，食物积滞则可能产生腐臭味。

酸臭味：常见于消化不良或食积，尤其是脾胃虚弱时，食物在胃内滞留不化，便会发酵腐败，导致酸臭。

甜腻味：糖尿病患者常会出现类似于“苹果”味的口气，这是因为体内糖分代谢失常，产生了酮体，导致口气有甜腻味。

腥臭味：通常是肝功能受损的表现，常见于肝气不畅或肝脏疾病。

2. 体味

酸腐汗味：多见于久病阴虚火旺或虚热患者，汗液常带有酸腐的气味。

特殊汗臭味：如汗出色黄且伴随特殊臭气，常见于风湿痹证等疾病，可能是因为湿邪困扰或体内痰湿堵塞。

3. 排泄物

腥味尿液：腥味较重的尿液可能与肾的排毒功能不足、湿热阻滞等问题相关，常见于泌尿系统感染或肾功能问题。

刺鼻的氨气味尿液：这种味道通常与脱水或者尿路感染相关，特别是尿液较为浓缩、呈深黄色时。

大便酸臭：常见于肠胃湿热积滞，尤其是肠道消化不良、食物滞留等情况。

在望诊的基础上，通过“闻诊”，中医可以更精准地判断脏腑功能失调、气血不畅等病理变化。声音的高低、清浊，气味的酸臭、腐气，都为医生提供了重要的线索，在疾病早期或病情复杂的情况下，这一诊法可以作为有效的辅助诊断工具。

问诊：中医十问，专业灵活

在中医诊断中，问诊是非常重要的一环，它通过与患者的沟通，收集症状、体征、生活习惯以及情绪等多方面的信息，帮助医生了解病因、辨证施治。明代医学家张景岳在医书中总结出中医诊断“十问歌”，后续经清代医学家陈修园修改，以及现代人的改编，变成了现代版中医诊断“十问歌”。

中医小科普

张景岳，明代温补学派代表医家，主张“阳非有余，真阴不足”，著有《景岳全书》与《类经》，强调辨证论治与人体阴阳平衡。

《十问歌》

问诊首当问一般，一般问清问有关。
一问寒热二问汗，三问头身四问便。
五问饮食六胸腹，七聋八渴俱当辨。
九问旧病十问因，再将诊疗经过参。
个人家族当问遍，妇女经带并胎产。
小儿传染接种史，疹痘惊痫嗜食偏。

一、寒热

问寒热是指询问患者有无怕冷或发热的感觉。通过询问寒热的程度、持续时间以及伴随症状，可以推测病位和病性。

恶寒重，发热轻：多为外感风寒，属于表寒证。

发热重，恶寒轻：多为外感风热，属于表热证。

寒热交替发作：常见于少阳病或疟疾。

恶寒发热，头痛身痛，无汗，脉浮紧：属于外感表实证。

无汗或大汗后发热减轻：表明邪气入里或阳气不足。

通过结合体温、脉象及其他症状（如口渴、头痛、乏力等），可以进一步判断寒热是外邪所致还是由内因引起的。

二、汗

汗的情况能揭示病人的寒热、虚实情况，甚至是疾病的进展。汗的有无、性质以及分布，都是重要的诊断线索。

发热无汗：多为外感风寒。

发热后汗出，热减：表明病情有所缓解。

汗出反增，热不退：说明病邪深入，或邪气未退，正气虚弱。

夜间盗汗，感觉疲倦：可能是阴虚或血虚。

大汗出后伴随虚弱、脉微：为垂危之象，需警惕。

汗的分布位置、气味以及伴随症状可以帮助区分虚实寒热，尤其在调理阴阳气血时具有重要意义。

三、头身

头痛常是外感病邪、气血虚弱或脏腑失调的表现。不同部位的头痛常提示不同的病因。

前额痛：阳明经脉失调。

两侧头痛：少阳病或气滞血瘀。

头顶痛：厥阴经气血虚弱。

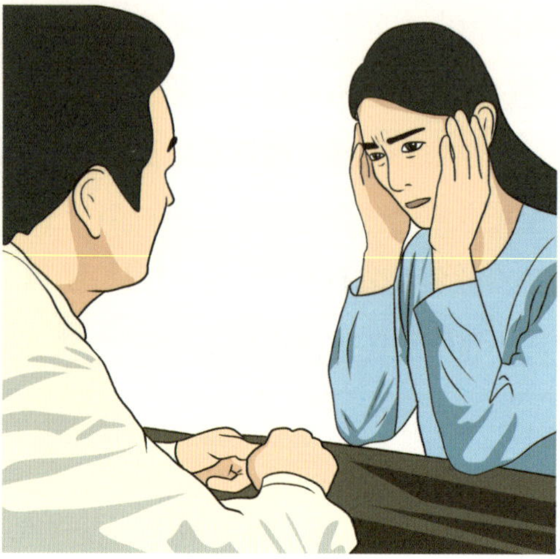

头痛伴眩晕：可能是肝阳上亢或气血不足。

头痛的性质和伴随症状（如恶心、视力模糊、舌苔等）能够进一步为中医临床诊断提供指导。

身痛可能涉及外感或内伤，尤其是气血、风湿阻络等。

全身酸痛，伴随寒热：表明为外感风寒。

关节痛，活动时加重：可能为风湿性关节炎。

身痛重，四肢麻木：气虚或血瘀的表现。

临床诊断中，详细询问疼痛部位、性质、缓解及加重因素，有助于确定具体病因。

四、大小便

大便的性状、频率、颜色、气味等都是了解体内状态的窗口。根据大便的表现，可以推测出病情的虚实寒热。

便秘，干硬：阴虚、血虚或食积。

便秘，腹痛：多为实证，考虑积滞或肠道阻塞。

大便溏泄，腹痛：可能是脾虚。

腹胀不痛，便下无力：多见于虚证，尤其是气虚。

通过对大便状况的仔细询问，结合其他症状，可帮助区分疾病的虚实寒热。

小便的量、色、清浑、频次等，也是判断病理变化的一个重要方面。

小便清长：寒证或虚证。

小便短赤，色黄：多为湿热或实热证。

小便频数，口渴：多为虚证或糖尿病等内分泌异常。

小便不通，腹胀痛：可能是尿路结石或膀胱炎。

结合病人的体质、病史和其他症状，询问小便的情况可以帮助辨识疾病的性质及病程。

五、饮食

饮食状况反映了胃气的强弱和消化功能的健康与否。

食量增加，易饥：脾胃气旺，或胃火旺盛。

食欲减退，早饱：脾胃虚弱，或食积内停。

嗜食冷饮：胃寒或脾胃虚弱。

恶心，呕吐：常见于胃气不和，或食物中毒、肝气郁结等。

不同的饮食偏好和反应，可以帮助医生分析脾胃功能的强弱，进一步做出治疗判断。

六、胸部状况

胸部的症状常常涉及气滞、痰湿、热郁或心脏问题。通过询问胸部的压迫感、痛感等，可以判断病因。

胸闷，气滞：可能是气滞胸膈，或者是脾虚无法运化水湿。

胸痛连背：可能为胸痹，可能与心血管系统疾病相关。

胸膈痛，气短：多提示气虚或心脏问题。

根据胸痛的性质及伴随症状（如心悸、呼吸困难等），可以进一步分析。

七、耳聋

耳聋常见于肝肾阴虚、风热阻滞等情况。耳鸣、听力丧失的不同表现可提示不同的病因。

急性耳聋，耳鸣：多为外感风热。

慢性耳聋，听力逐渐减退：肝肾阴虚，或老年性听力下降。

耳聋往往与体内的阴阳失调、气血不足等密切相关，详细询问其发展过程有助于明确诊断。

八、口渴

口渴可反映体内水分代谢的异常，或是胃肠道、内分泌等系统问题。

喜冷饮，大渴不止：为热证，常见于胃火。

喜热饮，口干少饮：为寒证，可能是脾胃虚寒。

小便清长，口渴：为虚证，考虑糖尿病或气虚。

结合口渴的特点，能够推测病人的体内津液是否亏损，进一步判断治疗方向。

在中医问诊过程中，询问既往病史和当前病情的诱因也是十分重要的步骤。通过了解患者以往的疾病经历，医生可以更好地把握病情的根本；追溯疾病的诱因，则可以帮助辨识外邪侵袭的途径，或是饮食起居等方面的失衡。最后再综合分析这些信息，以便制订出有针对性的个性化治疗方案。

切诊：触、摸、按、压都是切

切诊是通过触摸、按压、辨别脉象等方式来观察和判断患者身体状态的重要手段。在实际应用中，这种诊断方法融合了对患者身体不同部位的细致观察，能够帮助中医精准地推测出疾病的根源、性质和发展趋势。切诊主要包括按诊和脉诊两种方式，但具体操作方法相当灵活，包括触、摸、按压等多种方式。

一、按诊

按诊主要是通过直接用手接触患者的身体，来感知其皮肤、肌肉、关节等部位的异常。按诊的重点如下。

皮肤温度：通过手触摸患者的皮肤，检查是否有发热或冰冷的区域。通常体表温度升高表示热邪侵袭，体表温度下降则多与寒气侵袭有关。

软硬程度：通过按压肌肉、关节等部位，能感知其是否有硬结、痉挛或肿胀现象，进而判断病情。如肌肉僵硬、疼痛，常与外感风寒或气滞血瘀等病理因素有关。

“按腹”属于按诊的一种，主要是通过触摸和按压患者的腹部来判断其身体的健康状态。腹腔内包含了肝、脾、胃、肾等重要脏腑，且这些脏腑的病理变化能够通过腹部的触感表现出来。通过按压这些区域，可以分别触知不同脏腑的病理表现，进而做出诊断。

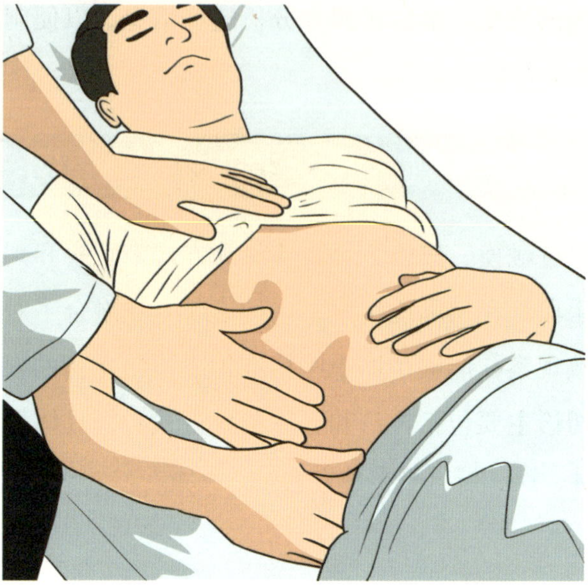

肚脐周围：中医认为肚脐是人体的“命门”之一，肚脐周围是调节脏腑功能的重要部位。医生会用手指轻轻按压这个部位，通过手指的触觉感知患者的气血状态。如果肚脐周围有硬结或压痛感，可能说明患者脾胃功能失调，或者有脏腑气滞。

肝区：肝脏位于右侧肋下，按压此处能够感知肝脏的健康状况。肝气郁结时，常有疼痛或沉重感，可能伴有肝区肌肉紧张。医生通过按压这一部位，能快速评估肝气的状态。

脾区：脾脏位于腹部中央稍偏左，脾气虚弱的患者，按压时会有较为明显的压痛感或胀满感。

胃区：胃的位置在腹部的上部稍偏左侧，按压时若感到痛或胀，说明胃气不和、胃肠功能异常。通过按诊，医生可以了解胃的健康状况，从而推测是否有胃炎、胃溃疡等问题。

按诊非常讲究力度和节奏，手掌或指腹需要均匀施加压力，避免过度用力造成不必要的疼痛。按压的部位要从腹部中线开始，逐渐向左右两侧推移，确保每个脏腑区域都能触及。每个部位的按压时间不宜过长，一般按压 2 ~ 3 秒后稍微放松，再感受反应。

二、脉诊

脉诊是中医切诊的一个重要环节，通过脉诊，医生能够判断一个人是否存在气虚、血瘀、阴阳失调等问题。脉诊的核心在于触摸患者的脉搏，感知其快慢、强弱、滑涩等不同特征。中医通过浮、沉、迟、数等脉象的变化，来推测患者的身体状况。

浮脉：浮脉是指表面容易摸到的脉象，常见于外感风寒、风热等外邪入侵的情况下，它的出现提示身体正处于抵抗外邪的状态。患者可能伴随有发热、怕冷、流鼻涕等症状。

沉脉：沉脉是指脉位深沉，需要加大力度才能摸到。沉脉通常与体内寒湿、气血不足等问题相关。患者若出现沉脉，通常会有面色苍白、乏力、食欲不振等症状。

数脉：数脉指脉搏较快，超过正常范围。数脉常见于发热、炎症等情况，说明体内的热邪正在活动。患者通常伴随有口渴、烦躁等症状。

迟脉：迟脉指脉搏缓慢，通常出现于寒证或气虚的患者。脉搏过慢可能说明有寒气侵体或心脏功能不良的情况。

滑脉：滑脉是脉象流畅如珠，往往提示体内有痰湿或食滞。此脉常见于消化不良、水肿、食欲不振等症状。生理性滑脉可见于妊娠期妇女，是气血充盛而调和的表现。

涩脉：涩脉是脉象不流畅，摸起来有阻滞感，常见于血瘀、气滞的患者，可能伴随有疼痛、瘀血等症状。

脉诊时，医生会分别在两只手腕的“寸口”部位进行摸诊。每侧寸口又分寸关尺三部，不同部位的脉象能够帮助医生更全面地了解患者的身体状况。在这个过程中，医生不仅要关注脉搏的速度，还要观察脉象的力度、节奏和深浅。脉象的变化往往和患者的体质、气血、阴阳等因素密切相关，脉象的细微变化也能提示不同类型的疾病。

作为中医“四诊”中的一部分，切诊必须结合望诊和闻诊等其他手段一起使用，才能得出更加准确、全面的诊断结果。因此，作为学习中医的入门者，要充分认识中医四诊法的整体性，通过不断实践、总结经验，才能提升自身的诊断能力。

第五章
病因辨证，找到致病的“罪魁祸首”

六淫疫疠：来自外界的致病邪气

在中医理论中，疾病的发生往往是由外部邪气侵袭人体所致。这些邪气包括六种气候因素，统称为“六淫”，它们分别是风、寒、暑、湿、燥和火。这些因素因其性质不同，可以通过不同的途径影响人体的健康状况，引起不同的疾病。

一、六淫的种类与特点

中医认为，六淫是致病的外邪，尤其在特定的季节和环境条件下，它们的侵袭更为频繁。

1. 风邪

风为“百病之长”，具有流动性和不定性的特点。风邪喜欢侵袭上半身，尤其是头部和颈部，导致头痛、关节疼痛等症状。风邪容易引发感冒、头晕、打喷嚏等呼吸道病症，或突起瘙痒、风团、肌肤麻木、肌肉强直、关节游走性疼痛等。风邪还具有引起其他邪气入侵的能力，常常与寒、湿等邪气结合，导致病情加重。

2. 寒邪

寒邪具有收缩作用，容易导致气血凝滞、脉络阻塞。寒邪常侵犯人体的脏腑，尤其是脾胃、肾脏。寒邪侵犯时，常见症状包括怕冷、四肢冰冷、腹部寒痛等。寒邪不仅能直接造成寒凝血滞，还能引发风寒感冒等疾病，尤其是在寒冷季节尤为明显。

3. 暑邪

暑邪多发生在夏季，暑气过旺时，人体的阳气受到煎熬，导致中暑、头晕、口渴等症状。暑邪还可能引发体内湿热，影响脾胃功能，造成食欲不振、胸闷等症状。过度的高温环境会使人体丧失水分，导致心、肺等脏腑功能紊乱。

4. 湿邪

湿邪是湿气过重引发的病理状态，具有黏滞、沉重的特性，易困脾胃、湿气滞留。湿气对人体的影响深远，容易导致关节炎、肿胀、水肿等症状。湿气困阻气机，造成脾胃虚弱、消化不良、四肢沉重等症状。湿气过重还可能影响肝脾功能，导致气滞血瘀。

5. 燥邪

燥邪多见于秋季，具有干扰人体津液的生成、耗伤体液的特点。燥邪可以干扰皮肤、肺脏等部位的正常功能，导致口干、咳嗽、皮肤干燥等症状。燥邪对人体的危害不容忽视，特别是在干燥的气候中，不仅会影响外部皮肤，还可能引发内燥，导致大便干结、咳嗽等问题。

6. 火邪

火为热之极，能够引发身体的内热，导致火气旺盛。火邪对心、肝等脏腑的损害尤其明显，常见症状有口舌生疮、心烦失眠、面红目赤等。火邪长期存在，易导致脏腑功能的紊乱，严重时甚至引发昏迷等急性反应。

二、疫疠：外界邪气的特殊表现

除了常见的六淫外，中医还提出了“疫疠”这一概念。疫疠是指感受疠气所表现的一类外感病证。具有发病急剧、传变迅速、病情险恶、传染性强等特点，通常指的是大规模的流行性疾病。它在特定的季节或气候条件下，通过传染途径进入人体，造成大范围的疾病传播。例如，历史上常见的瘟疫和鼠疫，都是由这种邪气所引起的。

中医小科普

《温疫论》是我国第一部系统论述传染病的专著，作者为明代医学家吴又可，他在书中提出了“戾气”致病的观点，对六淫之外的疫病认知具有开创意义。

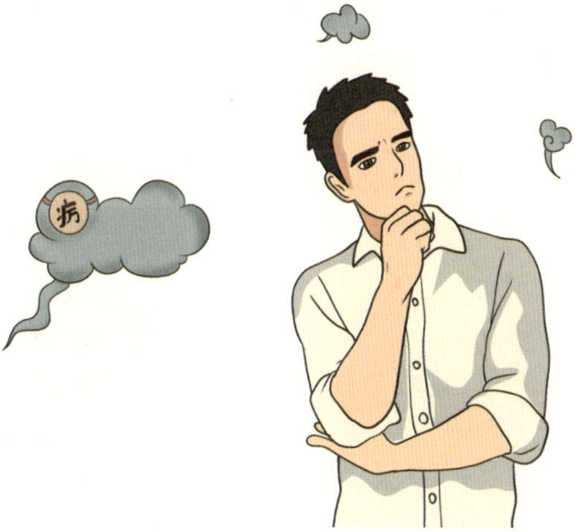

疫疠的特点在于其广泛的传播性和高致病性，常常有较高的死亡率。它不仅是由六淫中的某一邪气引发，更是由外部环境的不稳定、人口密集、卫生条件差等多重因素共同作用导致的疾病流行。

六淫疫疠的治疗原则是“祛邪扶正”。通过辨证，针对不同的邪气使用不同的治疗方法。对于风邪和寒邪，常使用温热药物驱寒散风；对于湿邪，则常以利湿药物为主；对于燥邪，则常使用滋阴润燥的药物；对于火邪，则常用清热解毒药物进行治疗。除了药物治疗外，中医还强调养生保健，通过调节生活习惯、保持情绪稳定、适应气候变化等方式来增强身体的抗邪能力。

在现代社会，虽然我们面对的环境和疾病种类日益多样化，但六淫疫疠作为中医理论中的一部分，仍然具有重要的参考价值。理解六淫疫疠的基本原理，有助于我们更好地预防外邪的侵袭，维持身体健康。

七情：来自精神方面的内伤杂病

中医所谓“七情”，指的是喜、怒、忧、思、悲、恐、惊这七种情绪反应。当这些情志活动过于剧烈，超过了个体的承受能力时，便会对人体的脏腑功能产生负面影响，导致气血失调，甚至引发疾病。

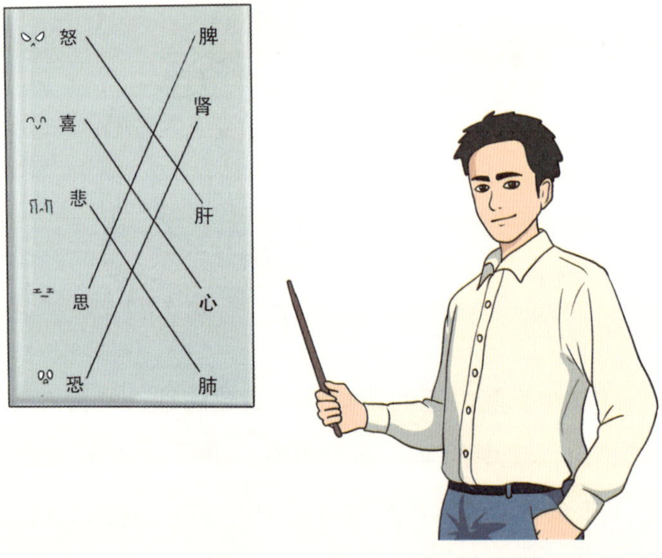

从具体机制上，七情致病主要有以下特点：情志异常通过感官刺激，迅速传导至体内，扰乱脏腑功能，进而引起疾病。例如，愤怒使

肝气上升，恐惧则使气机下沉，惊恐则导致气乱；情志致病往往与个体的性格、生活环境密切相关，某些性格的人更容易受到某种情绪的影响，进而引发特定的脏腑病变；此外，情志的变化会根据其具体性质影响不同的脏腑，长期的不良情绪可能导致气血失衡、阴阳失调，甚至诱发更为复杂的病症。

一、喜

喜悦本身是健康的情绪，适度的喜悦能够增进身体的气血运行，促进脏腑功能，尤其是心脏和脾脏。但如果喜过度，则会导致气机过度宣发，心气受到伤害。长时间的兴奋或过度的快乐可能导致心神不宁，表现为精神恍惚、注意力不集中，重者会出现神志错乱、情绪失控等症状。

二、怒

怒是指愤怒、不满的情绪。怒气过盛会使肝气上逆，导致气机不顺，产生胸闷、头痛、面红目赤等症状。愤怒的情绪还可能引起胃肠不适，如呕吐、腹胀等，甚至导致呕血、昏厥等严重情况。怒气长期积压，则会影响肝的疏泄功能，造成肝气郁结，进一步影响脾胃的运化功能。

三、忧

忧是一种因焦虑、担忧而产生的情绪。中医认为忧伤会伤脾，特别是过度的忧虑会使脾气失常，导致消化不良、食欲不振、腹胀等症状。持续的忧虑还会消耗心血，表现为失眠、心悸等心脏问题。忧虑过度的患者通常会感觉倦怠无力，且情绪低落。

四、思

思是指过度的思虑、沉思、心神过度专注。过度的思虑不仅损害脾胃功能，影响食物的消化吸收，还可能消耗心血，导致失眠、心悸、记忆力减退等症状。长期思虑过多的人，往往会显得疲倦、瘦弱，且常感到头晕目眩、食欲不振。

五、悲

悲伤是指因为失落、痛苦而引起的情绪反应。长时间的悲伤会导致肺气郁结，影响到肺的正常功能，甚至可能导致气短、咳嗽等症状。悲伤导致的气虚，会让人感到体力不足，且容易感到疲劳。

六、恐

恐惧是一种由于担心、害怕而产生的情绪反应。恐惧会直接影响肾脏，尤其是肾气的充盈。恐惧过度可能导致遗精、滑精等症状，甚至引起小便失禁。恐惧还会导致下焦气滞，产生腹胀、便秘等问题。长时间的恐惧还可能引发肾虚，表现为腰膝酸软、疲乏无力。

七、惊

惊是指突然的恐慌或震惊，常常伴随心跳加速、情绪波动等反应。惊恐情绪会扰乱气机，导致气血逆行、心神不安。突发的惊吓或惊恐可能导致情绪不稳定、心悸失眠，重者甚至会出现精神错乱或行为失常。惊恐的情绪还会影响心脏的正常功能，表现为心跳加速、心悸等症状。

中医治疗七情致病的方法，首先强调调节情志，疏通气机，恢复脏腑的和谐。常通过针灸、推拿、草药等方式，调和气血，平衡阴阳。比如，使用疏肝解郁的药物或针灸肝经穴位，可以缓解怒气引起的肝气郁结；对于因忧虑过度导致的脾虚，可通过健脾益气的方剂来恢复脾胃功能。此外，心理疏导和生活习惯的调整也同样重要。通过保持情绪稳定、适当的休息和运动，帮助身体自我调节，可以从根本上预防和治疗因七情失调所导致的健康问题。

饮食劳逸：饮食失宜，劳逸过度

《素问·太阴阳明论篇》中说：“食饮不节，起居不时者，阴受之。阳受之则入六腑，阴受之则入五脏。入六腑则身热不时卧，上为喘呼；入五脏则䐜满闭塞，下为飧泄，久为肠澼。”可见，无论是食欲的过度放纵，还是工作与休息的失衡，都可能引发体内的阴阳失调，进而影响到脏腑的功能和人体的健康。

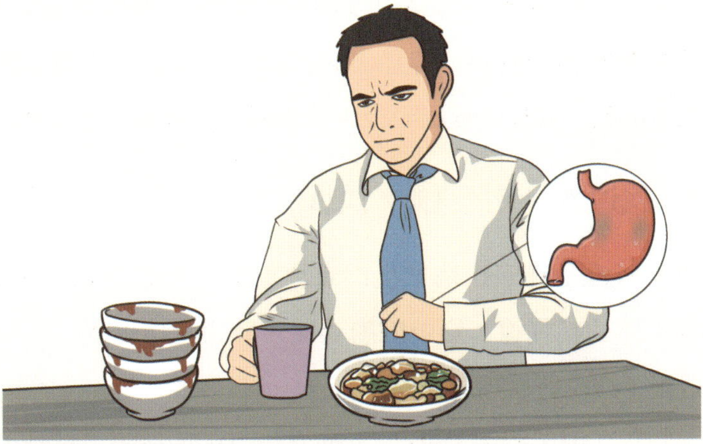

一、饮食失宜：饥饱无度，饮食偏嗜

饮食不仅是人体获取营养的基础，还直接关系到气血的充盈和脏腑的健康。日常生活中，许多人因为忙碌或贪图口腹之欲，往往忽略

了饮食的控制，导致脾胃功能紊乱，进而引发一系列健康问题。

饥饱失常：现代人因为生活节奏快、工作压力大，经常会出现进餐不规律的情况；或者因为应酬多、吃外卖等原因，形成暴饮暴食或饥一顿饱一顿的饮食习惯。长期的饥饿会使身体缺乏足够的能量来源，气血不足，导致机体免疫力下降；过饱则会使脾胃负担过重，出现消化不良、脘腹胀满等问题。

饮食偏嗜：在中医看来，五味的不同属性与五脏的功能密切相关。酸入肝，苦入心，甘入脾，辛入肺，咸入肾，如果过多摄入某一类食物，便可能导致某个脏腑负担过重，从而引发相应的疾病。比如，长期食用过咸的食物容易造成血脉凝滞，面色暗淡；过度食用辛辣则可能导致胃肠积热，出现口渴、便秘等症状。

暴饮暴食：暴食过量会伤害脾胃，导致脾气不运、气滞血瘀，进一步引发食欲不振、便秘、腹泻等问题。

进食不洁：饮食不洁容易引发湿热、痢疾、寄生虫感染等病症。进食变质食品或生冷食物，容易引起胃肠功能失调，表现为腹痛、呕吐、腹泻等症状。如果是食物中毒，严重时可能导致昏迷或死亡。

二、劳逸过度：劳损气血，放纵伤脏

劳逸失衡也是许多疾病产生的重要原因，过度劳累和过度安逸，均可耗损人体的精气血，影响脏腑功能，导致身体虚弱；长期不调则可积劳成疾，产生一系列健康问题。

过度劳累：中医所谓“过劳”，通常指过度的体力或精神劳累，亦包括过度的性生活。这些都会消耗身体的精气，破坏阴阳平衡，导致脏腑气血的亏损，进而影响到身体健康。过度的体力劳动会消耗肺脾肾等内脏的精气，造成气虚，表现为乏力、四肢困倦、懒言少语，甚至精神疲惫、体重下降等症状，还可能导致肌肉、关节的损伤，或诱发慢性疾病。心神过度劳累，则可能导致气血虚弱，脏腑功能减退，严重者还可能积劳成疾，如患上长期失眠、焦虑等引发的慢性病。

过度安逸：长期缺乏运动的人群，血液循环不畅，脏腑的功能逐渐下降，可能会出现发胖、臃肿、四肢乏力等健康问题，以及高血压、糖尿病等现代慢性病。另外，长时间久坐或久卧会导致肌肉萎缩，气血不流通，肢体僵硬，特别是久坐的办公人群，容易出现颈椎病、腰椎病等问题。

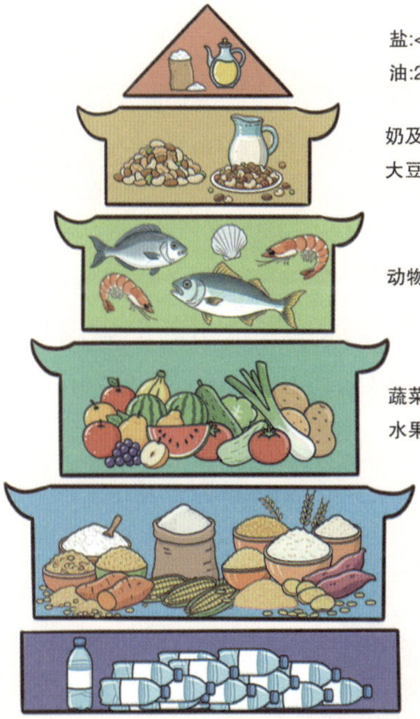

中医强调“阴阳调和，气血平衡”，因此在饮食和劳逸方面也应遵循这一原则。饮食要有节制，做到适量进食，合理搭配。至于饮食种类，应当根据季节和个体体质的差异进行调整，避免寒凉食物损伤脾胃阳气，避免油腻食物生湿生热。

劳逸方面，中医提倡“劳逸结合”，既要避免过度的体力或精神劳动，也不能过度安逸。要根据自身的体力和精神状况，合理安排工作和休息时间，保持身心的和谐与平衡。尤其在现代快节奏的生活中，更需要注重劳逸适度，保证充足的睡眠和适量的运动，以增强体质、提高免疫力。

痰饮、瘀血、石淋：既是病理，也是病因

在中医学中，痰饮、瘀血、石淋不仅是常见的病理产物，也是导致疾病的病因。它们各自有不同的形成机制，且都会影响机体的健康。因此，理解这三者的致病作用，对于辨证施治具有重要意义。

一、痰饮

痰饮是一种由体内水液输布运化失常引起的病理状态，水液在体内停滞，凝聚成痰或饮，从而影响机体的正常功能。

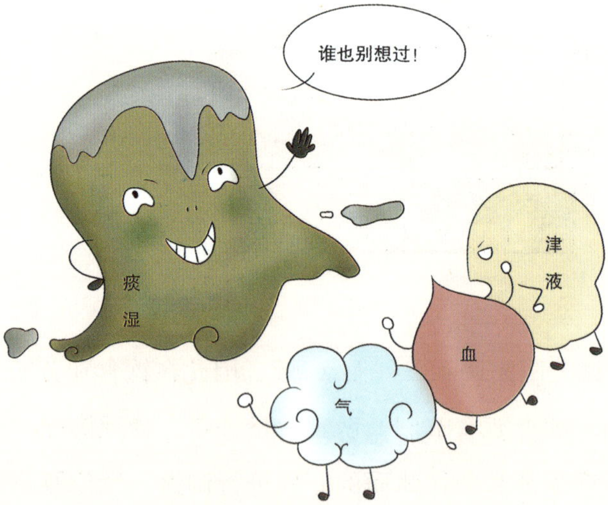

《素问·经脉别论篇》中说："饮入于胃，游溢精气，上输于脾，脾气散精，上归于肺，通调水道，下输膀胱。水精四布，五经并行，合于四时五脏阴阳，揆度以为常也。"正常情况下，水谷精微转化为津液，水液的代谢依赖肺、脾、肾等脏腑的气化功能，特别是肺的宣降、脾的运化、肾的蒸化等。若这些脏腑气机失调，水液便难以正常流动，导致水湿滞留，从而形成痰饮。

痰饮的表现形式多样，主要分为有形与无形两种。所谓有形痰饮，指的是可以通过咳嗽、呕吐等方式显现出来的痰液或水饮，例如痰液咳出、呕吐清水等；而无形痰饮则是指无法直接看到或触摸到的水液停滞，通常通过病人的症状进行判断，如头晕、胸闷、心悸、恶心、呕吐等。临床上，痰饮的症状包括咳嗽、喘息、恶心、呕吐、眩晕、肢体麻木等，脉象多为滑脉，舌苔白腻。

痰湿阻滞气机，容易导致气机升降失常，形成复杂的病理变化。例如，痰热可以上扰清阳，引起头晕、目眩、精神不振等症状；痰火扰心则可能导致心悸、失眠、癫狂等病症。而痰湿中阻则表现为肢体沉重、胃脘胀满、泛吐痰涎等。

临床治疗上，痰饮需要根据不同的部位、性质和症状来辨证施治。例如，痰饮停滞胃肠，可以通过温阳利水的方剂如苓桂术甘汤来治疗；若饮停胸肋，可通过攻逐水饮的十枣汤来调理。

二、瘀血

瘀血是指血液在体内滞留不前，无法正常流通，导致局部组织供血不足，从而引起疼痛、肿块或功能障碍。瘀血常表现为局部的肿痛、紫斑、瘀点等，严重时会影响脏腑功能，导致器官缺血、缺氧，引发进一步的病理变化。瘀血还是许多病症的基础病理，比如冠心病、中风、关节炎等。

瘀血的治疗主要通过活血化瘀、通络止痛来实现。常用的方法包括针灸、推拿、拔罐、刮痧等外治法，同时可以配合中药如丹参、赤芍、桃仁等活血化瘀的药物。治疗时要根据具体症状和病因进行辨证，若为气滞引起的瘀血，则需要先疏通气机；若为寒凝所致，则应采用温经散寒的治疗方法。总体来说，治疗瘀血要调理气血、恢复血液流通、解除疼痛和肿块，同时改善脏腑功能，以防止瘀血复发。

三、石淋

石淋，以小便排出砂石为主症，或排尿时突然中断，尿道窘迫疼痛，腰腹绞痛难忍为主要表现的淋证。相当于西医学所说的泌尿系统结石。石淋的形成与体内的气滞、血瘀、湿气过重等因素密切相关，它会导致疼痛和功能障碍，严重时可能会引发感染或急性损伤。中医治疗石淋，多从化瘀、化湿、利水的角度出发，通过疏通经络、调整脏腑功能，达到排石和防止石淋复发的效果。

痰饮、瘀血、石淋不仅是临床上常见的病理变化，还在多个疾病的发生和发展过程中扮演着重要角色。治疗时，必须从根本上调整脏腑的功能，疏通气血，化湿化痰，清除石淋，才能避免这些病理产物继续影响身体健康。

第六章 辨证识病，相同的症状不同的病

发热：不必担心，也不能大意

发热是最常见的症状之一，几乎每个人都会经历。中医认为，发热的病机大致可以分为“阳盛则热”和“阴虚发热”两种。阳气过盛或者阴气不足，都能导致体内温度的升高。发热会消耗人体的气血津液，长期发热还可能损伤脏腑、影响健康。因此，正确认识发热的类型和病因，对于治疗至关重要。

中医将发热分为外感发热和内伤发热两大类，外感发热通常是由外邪侵袭所引起，如风、寒、暑、湿、燥、火等六淫邪气。而内伤发热则多由情志不舒、饮食失调、劳倦过度等内因所致。

外感发热时，通常伴随有其他感冒症状，如头痛、鼻塞、咳嗽等。治疗时，应该根据具体的外邪性质进行辨证施治。比如，风寒感冒用辛温解表的药物；风热感冒则用清热解表的药物。此时，及时使用合适的药物可以帮助祛邪解表，恢复正常的体温。

中医小科普

《伤寒杂病论》是东汉张仲景所著医书，被誉为“方书之祖”，开创了以六经辨伤寒、脏腑辨杂病的诊治体系。

而内伤发热常见于体内阴虚或气血

不足的患者，表现为低热、潮热等。此时，治疗重点是滋阴养血，调整身体的内在平衡。常用的中药如知柏地黄丸、六味地黄丸等，能够有效缓解症状，帮助恢复身体的健康。

根据不同的病程、热势和伴随症状，发热还可分为多种具体类型。

急性发热：发病急，通常伴有高热及恶寒，往往为外感病邪引起，如风寒、风热感冒等。

慢性发热：发病较缓，热度通常较轻，可能持续较长时间，且多见于内伤性发热，常见于气血虚弱或阴虚的患者。

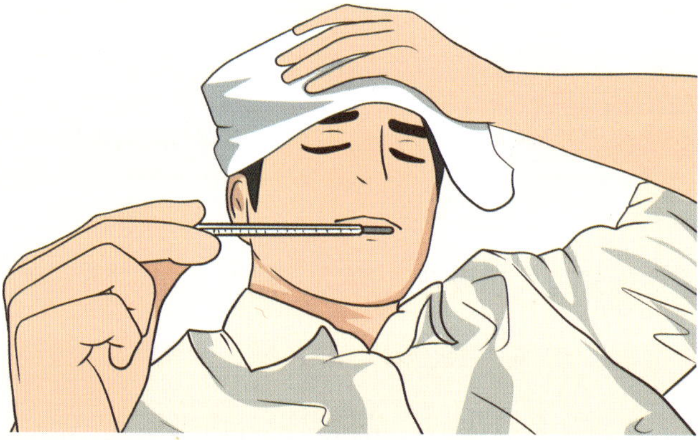

发热恶寒：体温升高的同时伴有恶寒，这是外感表证的表现，说明机体正气与邪气在体表发生冲突。

寒热往来：恶寒与发热交替出现，多见于邪气侵袭少阳、经络未通的情况，通常需要通过调和营卫气血来治疗。

身热夜甚：发热在夜间加重，舌红绛则可能是营分发热或阴虚发热的标志，而舌面出现瘀点、瘀斑时则多为瘀血发热。

潮热：发热的时间常见于午后或夜间，呈周期性波动，类似潮汐，这种情况多为阴虚、湿温等病因所致。

高热：表现为全身灼热，多由外感邪气，特别是阳明经证引起。此时需要迅速清除体内的热毒。

低热：常见于气血阴亏、脏腑功能失调等内伤性发热。

五心烦热：表现为手心、脚心发热，同时伴有心烦的症状，多见于阴虚发热，尤其是肝郁或体内火气旺盛的情况。

总的来说，发热不一定意味着病重，但也不能掉以轻心。正确的辨证治疗能有效缓解发热症状，恢复身体的平衡状态。治疗时，要根据发热的具体类型、伴随症状和体质状况综合考虑，切不可盲目处理。

咳嗽：都是咳嗽，病因却不同

咳嗽是人体一种常见的防御性反应，主要表现为不自主的剧烈呼吸动作。古人曾把“咳”和“嗽”做了区分：咳指的是无痰而有声，嗽则是有痰而无声。但临床中，这二者常常难以完全分开。

咳嗽是肺系疾病的一个重要症状，常见于肺气失宣肃、气机上逆等情况。除了肺脏的功能失调，其他脏腑的病变同样可以引起肺气上逆，从而导致咳嗽。若咳嗽长期不愈，还会耗损气津、损害机体，剧烈咳嗽甚至可引发其他并发症。

从病因分析，咳嗽的产生是外界邪气侵犯、脏腑功能失调、气血不畅或津液不足等因素所导致的气机阻滞，可分为外感和内伤两大类。

外感咳嗽主要由外邪侵袭，如风寒、风热、燥邪等外部病因引起，通常急性发作，常伴有恶寒、发热等症状；内伤性咳嗽则是由长期的气血虚弱、脏腑功能失调、情志不畅等原因所致，多呈慢性，常伴有喘促、心悸、胸闷等症状。

临床上，咳嗽的表现形式多种多样，除了咳嗽的基本性质外，我们还需关注其发生的时间、节律、声音、痰的特征，以及是否伴随其他症状等，以下是常见的几种表现。

1. 发生时间的不同

昼咳：白天咳嗽较为剧烈，咳声急促，常见于外感病邪尤其是风寒、风热所致的咳嗽。

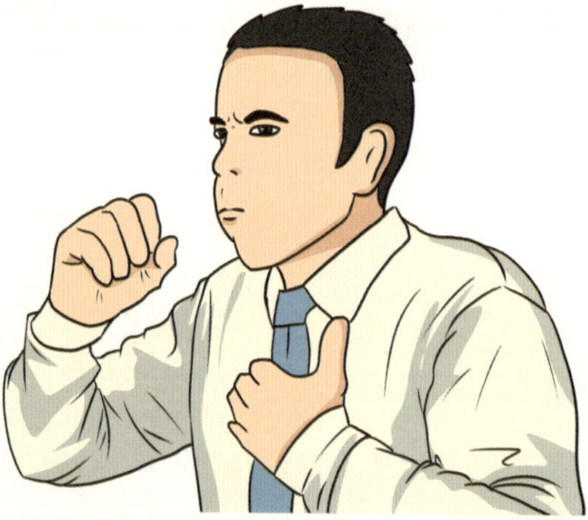

晨咳：早晨咳嗽阵发性加重，咳声浑厚，痰液较多且黏稠，常见于痰湿或痰热所致的咳嗽，尤其是湿气重或脾虚患者。

夜咳：夜间咳嗽加剧，特别是夜间躺下时咳嗽明显加重。若咳嗽伴有白色泡沫痰或粉红色痰，并伴有心悸、气喘，可能是水饮凌心射肺所致，需警惕心肺功能的问题。

2. 咳嗽声音的不同

咳声响亮：通常见于实证咳嗽，说明病邪较为旺盛，气机阻滞。

咳声低怯：多为虚证咳嗽，反映出体内正气不足、气虚或阴虚。

咳声重浊：常见于风寒或痰浊引起的咳嗽，通常伴有痰多、咳不畅等症状。

3. 咳痰的特征

干咳少痰：常见于燥热或阴虚所致，尤其是在空气干燥的环境中，痰少且难以咳出，往往伴随喉干、口干等症状。

咳痰多：多为痰湿或虚寒所致，痰液黏稠或较多，往往表现为咳而痰难咳出，患者常感到胸闷、气短。

通过以上各种临床表现，可以对咳嗽进行初步的辨证。对于外感病邪引起的急性咳嗽，可以通过疏风解表、清热解毒等方法进行治疗；对于长期的慢性咳嗽，则需要着重调理脏腑、健脾化痰，依据虚实不同的辨证，采取补气、滋阴、化痰、清热等相应的治疗方案。

咳嗽不是一个简单的症状，而是多种病因、病理的反应。中医辨证施治的优势在于通过对症下药，调节体内气血阴阳的平衡，帮助恢复健康。因此，在面对咳嗽时，不能简单地止咳，而要根据不同的病因进行合理的治疗。

呕吐：呕吐是人体的保护性反应

呕吐是指胃内容物通过食管反向排出体外的一种反应性症状，常见于消化系统疾病。这本是机体的一种防御机制，通过这种方式将有害物质迅速排出体外，以减少对身体的进一步伤害。然而，长期或反复呕吐则可能导致身体的虚弱，甚至引发其他病理变化。

一、病因分析

呕吐的病因复杂，既包括外因，也包括内因，通常可分为以下几类。

外感病邪：外感风寒、风热、湿邪等外部病因常引起胃气不和，进而导致呕吐。尤其是风寒、风热等邪气入侵胃脘，致使胃气不畅，造成呕吐反应。

脏腑功能失调：脾胃虚弱或其他脏腑病变也可能导致呕吐。脾胃为后天之本，脾虚或胃气不和时，常见呕吐、食欲不振、腹胀等症状。

饮食不当：食用生冷、油腻、过辣或不洁的食物，会导致胃气不和或胃肠道的刺激性反应。食物停滞、积滞不化时，也容易引起呕吐。

情志不畅：长期的情绪不调、抑郁、焦虑等也可能导致气机郁结，进而引发呕吐。这类呕吐往往伴随有情绪波动，患者情绪起伏较大时，呕吐症状加重。

体内毒素或病理因素：胃肠道受到病原菌的感染、肠胃道的炎症或毒物入侵时，体内的有害物质可刺激胃肠道引发呕吐。例如，食物中毒、胃肠炎、肝胆疾病等均可引发呕吐。

二、临床表现

呕吐的临床表现因病因不同而异，主要包括呕吐的性质、频率，以及呕吐物的种类等。其中，呕吐的性质一般包括急性呕吐和慢性呕吐两种。

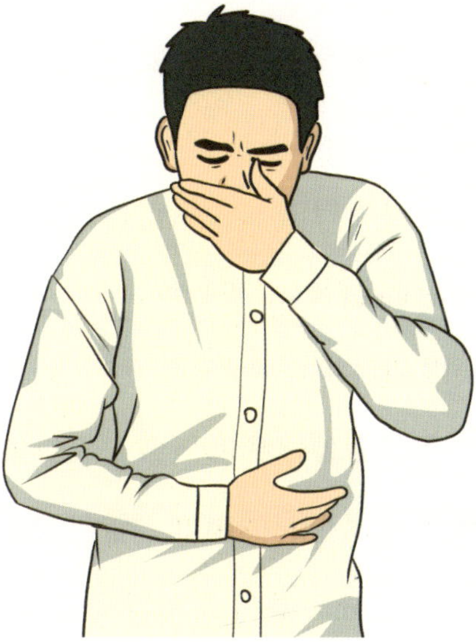

急性呕吐： 急性呕吐通常由外感病邪或饮食不当引起，常见病因包括食物中毒、急性胃肠炎、风寒入胃等，起病较急，并伴随有恶寒、发热、腹泻等症状。呕吐物多为未消化的食物，伴有胃部不适或胀满感。

慢性呕吐： 慢性呕吐往往与脾胃虚弱或肝郁气滞有关，表现为反复呕吐，伴有食欲不振、腹胀、疲倦乏力等症状。慢性呕吐常见于慢性胃病、慢性消化不良或肝气郁结等情况。

呕吐物的种类主要包括以下几种。

食物呕吐：急性胃肠疾病或饮食不当时，呕吐物通常为未消化的食物。

胆汁呕吐：胆汁性呕吐多见于胃肠道阻塞、胆囊炎、肝胆疾病等，呕吐物呈黄色或绿色。

血性呕吐：呕吐物中带有血液，可能为胃溃疡、胃出血、食管静脉曲张等引起的严重病症，需及时诊治。

胃液呕吐：呕吐物仅为胃液，未见食物及胆汁，通常提示胃气逆上，可能是胃肠动力失常或胃气不和所致。

呕吐需要根据病因和症状表现来确定治疗方法。若呕吐伴随恶寒、发热、头痛等症状，考虑为外感病邪所致，应以解表药物疏风散寒或清热解毒为主；若脾胃虚弱引起的呕吐，常见食欲不振、腹胀、体倦乏力等症状，此时可使用健脾益气、和胃降逆的药物，如四君子汤；而胃气不和所致的呕吐，则可通过理气和胃、调理胃气的方法进行治疗，常用柴胡疏肝散等；若肝气郁结引起的呕吐，治疗重点是疏肝解郁、调理气机，可使用香砂六君子汤等。

此外，呕吐的发生也可能与饮食不当、体内毒素积聚等因素相关。饮食不当所致的呕吐，治疗上应以消食导滞为主，常用药物如山楂、健脾丸等；若是食物中毒或胃肠炎引起的呕吐，需清热解毒、祛湿化滞，常用药物如黄连、黄芩等。通过辨证施治，针对不同的病因与症状，选用相应的治疗方案，不仅能缓解呕吐症状，还能促进脏腑功能的恢复，避免病情进一步恶化。

头晕乏力：可能与你的心情有关

中医认为，头晕乏力的症状与气血的运行、脏腑的功能失调、经络的阻滞等因素密切相关。当情绪波动过大，长期处于紧张、焦虑、抑郁等状态时，往往会导致气血运行不畅、气机失调，从而表现为头晕和乏力。

一、头晕

头晕是指患者感到头脑不清醒、眼前景物旋转的感觉，严重时会觉得自己快要摔倒。头晕有时伴随眼花、目眩的症状，轻微时闭眼即可缓解，严重时站立困难，甚至影响正常活动。它的发生多与外界病邪的侵袭或体内脏腑的失调有关，主要的病理机制包括外邪如风、火、痰、瘀侵扰头部清窍，或是因为气血不足、体虚无力，导致大脑无法得到足够的滋养。

根据伴随症状的不同，头晕的类型和原因也有所不同。

头晕耳鸣：如果感到面部潮红、口苦，可能是肝阳上亢所致；如果同

中医小科普

张仲景，东汉时期杰出的临床医学大师，被尊为“医圣”，传世巨著《伤寒杂病论》便是由他所写。《伤寒杂病论》奠定了后世临床治疗的基础。

时感到腰膝酸软、记忆力减退，常与肾虚相关。

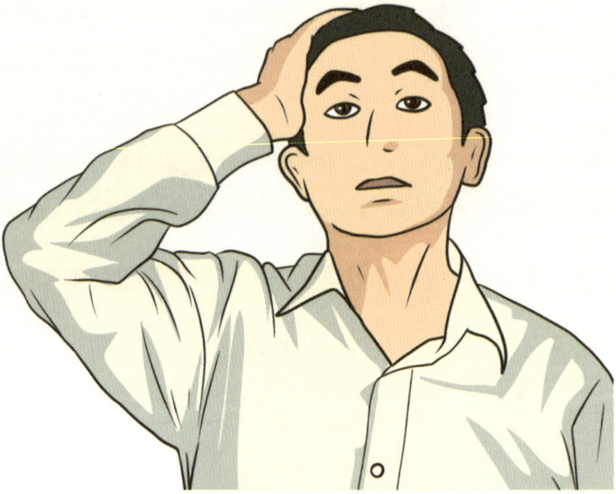

头晕目眩：如果伴有寒热交替、口苦等，通常是外感风邪引起的少阳证；若头晕同时伴随面色苍白、心悸、失眠等症状，则为气血不足。如果头晕伴随颈项僵硬、肩部沉重，转头时症状加重，可能是三阳脉阻的表现。

头晕头痛：如果头痛因情绪波动或愤怒而加剧，往往是肝火上扰所致；若伴有外伤或舌面出现瘀点，通常是瘀血阻络的表现。

头晕呕吐：若舌苔白腻，且眼球有震颤感，提示体内有痰浊上蒙，导致清窍不通而出现头晕症状。

二、乏力

乏力则是指全身的疲乏无力，常见于多种疾病中，尤其是气血不足或脾胃功能失调。乏力的根本原因在于气血亏虚，或者湿气阻滞，无法正常为肢体提供足够的能量，因此使人感到浑身无力。

乏力的具体表现因个体情况不同，症状也有所不同。

乏力气短：如果乏力还伴随出汗、心悸，舌苔淡，脉象弱，通常是由气虚所引起的。

乏力身重：如果伴有食欲减退、腹胀等，舌苔腻，脉濡，则是由于湿气阻滞。如果伴随面色萎黄、食欲不振、便溏等，通常是脾虚夹湿。

乏力头晕：如果面色苍白、心悸气短，提示气血不足；若还伴有腰膝酸软、耳鸣等症状，常与肝肾亏虚相关。

乏力身黄：如果出现食欲差、恶心、腹痛、胁肋痛等，且舌苔黄腻，通常是肝胆湿热引起的。

在中医治疗中，头晕乏力需要根据具体的症状来调整治疗方法。例如，气血不足引起的头晕乏力，可以采用补气养血的方法，如四君子汤、八珍汤等；若是肝阳上亢导致的头晕耳鸣，可以用疏肝平阳的方剂，如天麻钩藤饮；而湿气阻滞引起的乏力和头晕，则需要化湿通阳，常用的方剂包括六君子汤和四君子汤。

另外，生活中的情绪压力、长时间的工作或不良的生活习惯，也是导致头晕乏力的常见因素。因此，保持良好的生活作息、调整情绪、避免过度劳累，也是缓解这些症状的重要手段。中医讲究的是整体调理，通过调和身体的阴阳、气血，可以帮助恢复身体的阴阳平衡。

气喘：喘不上气，不一定是气喘

气喘，又称喘息或喘逆，是指呼吸急促、困难的症状。传统中医认为，气喘不仅仅是“气不足”引起，更多的是脏腑失调、气机阻滞，导致气血不能顺畅运行，从而出现呼吸困难的症状。

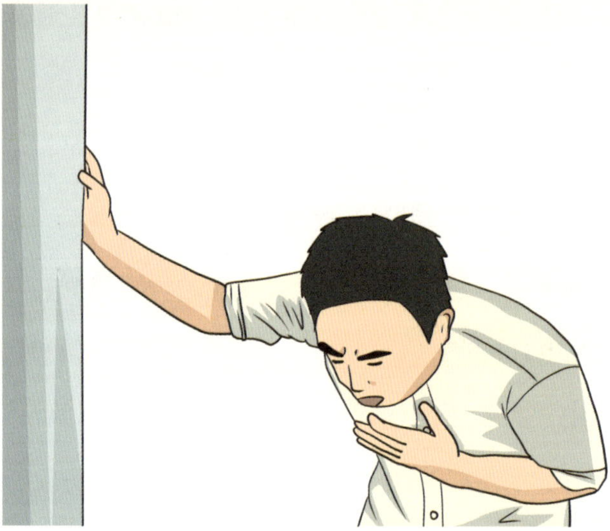

气喘的病机复杂，通常与肺气上逆、肾气失纳等因素有关，既有虚与实之分，也有寒与热之别。临床上，除了观察患者呼吸气息的深浅、频率等基本症状，还需结合病程、体质、伴随症状、舌脉等进行辨证，以便制订个性化的治疗方案。

一、病因分析

气喘的病因可归纳为外感和内伤两大类。外感风寒、风热等邪气侵入肺部，导致肺气失调，是急性气喘的常见原因。而体内脏腑功能失调，如肺气虚弱、肾气不足、痰湿阻肺等，也是气喘的长期诱因。不同类型的气喘表现各异，常常与患者的体质、年龄，以及疾病的持续时间密切相关。

实喘：多见于年轻、体健者，多由外邪侵袭（如风寒、风热）或肺气不宣、痰湿内阻等因素引起。实喘的特点是呼吸急促而粗重，胸闷明显，脉浮大有力，舌苔较厚，呈现湿或黄腻。尤其在热病初起时，气喘往往较为剧烈，并伴有高热、烦躁等症状。

虚喘：多见于年老、体弱者，或久病后的虚弱状态。虚喘的表现为呼吸浅弱、气短无力、脉细弱。此时，气喘的根本原因在于脏腑虚弱，特别是肺气不足、肾气虚损，无法承受正常的呼吸需求。此类气喘多由久病、失血过多、重病之后引起，尤其是大汗、大吐、大下之后，元气大伤，气喘往往会加剧。

二、临床表现

急性发作时，气喘多表现为急促、强烈的喘息，通常伴随明显的发热、寒战等症状，脉浮大而急，舌苔黄腻，常见于风热、痰热等实证。而在慢性病程中，气喘往往表现为持续性、轻度的呼吸困难，患者常感到胸闷气短，呼吸困难感逐渐加重。

> **中医小科普**
>
> 朱震亨，号丹溪，金元四大家之一，主张“阳常有余，阴常不足”，强调滋阴降火，开创了“滋阴派”，对后世治疗内热、虚劳、妇科病等病症影响深远。

临床上，气喘往往与其他症状相伴，结合其他体征有助于进一步明确病因。

气喘伴汗出：若喘息加重时伴有大量汗出，且面色潮红、口渴者，往往为实热证，说明病体有热邪困扰、肺气上逆。若汗出如油、面色苍白、脉沉弱无力，则可能是元气衰竭的危候，需要紧急处理。

气喘伴痰涌：气喘时若痰多涌现，且痰液黏稠、呈黄色，常见于痰热或痰湿阻肺。若痰涌严重、喉中如拽锯，且神昏、四肢冰冷，则可能是肺气失宣、痰闭严重的重症。

夜间气喘：若气喘症状在夜间加重，尤其是平卧时，常见于水饮凌心射肺，或肾气不足，导致的肺气失养。此类气喘伴有白色泡沫痰、气喘不安等症状。

情志引发的气喘：如果气喘与情志波动（如急怒、忧愁等）有关，往往是肝郁犯肺，气机不畅所致。这类气喘可能在压力较大时发作，表现为急促的喘息、胸闷等。

治疗上，对于因风寒、风热等外邪引起的气喘，可用解表散寒、清热化痰的治疗方法，同时可以通过疏风通络来恢复气机畅通。若气喘由痰湿阻肺所致，则可通过化痰通气、健脾燥湿，增强脾胃功能，减少体内湿气的生成。对于肺气虚弱或肾气不足的虚喘，治疗重点在于补气养肺、益肾固气，以提高身体抵抗力、增强肺功能。

此外，气喘患者应避免过度劳累、情志波动，保持适当的休息和良好的生活环境，防止气喘加重或复发。

头痛：区分内外才能辨明病因

头痛是人体最常出现的症状之一，但中医看待头痛绝不是简单的“哪里痛就治哪里”。中医辨证时既要关注疼痛本身，更要探究背后的原因。

一、外感头痛，多与外界环境相关

外感头痛主要由外界邪气侵袭引起，中医称为“六淫致病”，常见于气候变化剧烈、人体正气不足时。风邪是外感头痛的核心病因，常与寒、热、湿等邪气结合，通过皮肤毛孔或口鼻侵入人体，阻滞头部经络气血运行，导致“不通则痛”。中医将外感头痛分为三种类型。

风寒头痛：多因风寒邪气束缚体表，导致卫阳被遏，经络拘急。表现为后脑勺疼痛明显，怕风怕冷，脖子发紧，可能伴有鼻塞、流清涕。可用川芎茶调散驱散风寒，或用生姜、葱白煮水温服发汗。

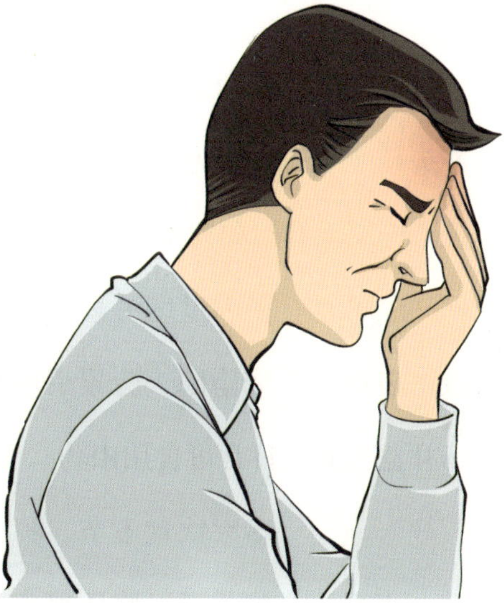

风热头痛：多因风热邪气上攻头面，壅滞气血所致。表现为前额或两侧胀痛，发热明显，喉咙肿痛，舌苔薄黄，口渴欲饮。可用芎芷石膏汤疏散风热，或用菊花、薄荷泡水代茶饮。

风湿头痛：多因湿邪黏滞，与风邪结合，困阻清阳之气所致。表现为头重昏沉，阴雨天加重，身体困倦。可用羌活胜湿汤祛风除湿，或艾灸百会穴升发阳气。

外感头痛通常起病急、病程短，多伴有怕冷发热、鼻塞流涕等表证。治疗要以“祛邪外出”为原则，根据风寒、风热、风湿的不同，选择对应方法。若拖延不治，外邪可能深入体内，转为慢性头痛。

二、内伤头痛：多与体质失调有关

内伤头痛多因脏腑功能失调、气血阴阳失衡所致，常与长期生活习惯、情绪压力、慢性疾病相关。常见的内伤头痛主要有以下几种类型。

肝阳上亢：多因长期情绪压抑、肝肾阴虚，导致肝火偏亢，气血上冲头部所致。表现为头胀痛或跳痛，生气后加重，伴随头晕、耳鸣、口苦。可用天麻钩藤饮平肝潜阳，或按摩太冲穴、行间穴疏肝泻火。

气血不足：多因过度劳累、脾胃虚弱，气血生化不足，脑窍失养所致。表现为头痛隐隐，劳累后明显，面色苍白，心慌乏力。可用八珍汤补益气血，日常可食用山药、大枣等健脾养血。

痰湿阻滞：多因饮食不节、脾虚失运，痰湿内生，阻塞清阳上升所致。表现为头痛昏蒙，胸闷恶心，舌苔白厚腻。可用半夏白术天麻汤化痰通络，或艾灸中脘穴健脾祛湿。

内伤头痛多反复发作、虚实夹杂，治疗主要以“调整脏腑功能”为主，虚证以补益为主，实证以疏通为要。日常则需要避免过度思虑，规律饮食，适度运动，痰湿体质者需减少甜腻食物，肾虚者避免熬夜耗精。

头痛辨证要从细节入手，用各种症状拼出完整的病因。比如头痛的人如果同时手脚冰凉、容易腹泻，就不能只看头痛，还要考虑是不是身体整体虚寒；如果头痛时眼睛发红、脾气急躁，就要注意是不是肝火太旺。归根结底，中医治头痛不是“哪痛治哪”，而是通过全身调理，让身体恢复平衡。

口干口渴：不是所有口渴都是上火

很多人以为口干口渴就是“上火”，然后抱着凉茶猛灌，结果越喝越难受。中医常说“同症不同源”，同样是口干口渴，背后可能藏着多种完全不同的病机。

阴虚火旺型：这类口干主要是由于阴液不足、虚火上炎所致，表现为口渴喜欢喝冷饮，但饮后不解渴，夜间口渴情况加重，同时还伴有咽喉干痛、手足心热、心烦失眠等情况。观察舌象可见舌体瘦红、少苔或无苔，舌面可能出现裂纹。

对于这类口干口渴，治疗时要滋阴降火，可用知柏地黄丸。日常生活中多食用一些银耳、百合、梨等滋阴食物，忌食辛辣燥热之物。

脾胃实热型：这类口干多由饮食积滞或外感热邪引起。主要表现为口渴强烈，喜欢喝冷饮，大量饮水后能短暂缓解，同时伴随口臭、牙龈肿痛、便秘、小便短赤等情况。舌象特征为舌质红、舌苔黄厚，部分人的舌面可见芒刺。

对于这类口干口渴，治疗要以清泻胃火为主，可用白虎汤或清胃散方，或选用牛黄清胃丸等中成药。日常饮食中，要少吃烧烤、油炸食品，以免再给脾胃造成额外负担。

脾胃虚弱型：这种口干口渴主要由脾失健运、津液输布障碍所致。主要表现为饮水后容易腹胀，所以虽然口渴但不想多喝水，或只是想用水漱口，解决口渴问题，同时常伴食欲不振、大便稀溏等。舌象表现为舌淡胖、边有齿痕，苔白腻。

治疗这类口干口渴，需要健脾、益气、生津，可用七味白术散方。日常饮食可用山药、莲子、茯苓煮粥调理。这种情况的口干口渴不宜空腹大量饮水，而是应该少量多次饮用温水。

肾阴亏虚型：长期熬夜、久病体虚者容易出现这种类型的口干症状。主要表现为持续性口干，夜间尤为严重，需床头备水，同时常伴腰膝酸软、耳鸣健忘、头发早白等情况。舌象可见舌红少津，舌根部苔薄或无苔。

治疗这种口干，需要滋补肾阴，可用六味地黄丸，食疗则用黑芝麻、桑椹、枸杞子。这种口干不能随意用药，尤其不能用那些苦寒泻火的药，否则会加重阴虚的情况。

区分上面的四种证型，可以主要关注三个方面。一是饮水量和解渴程度，实热型饮水多，解渴快，阴虚型饮水多，不解渴，脾虚型不想多饮水。二是舌象特征，实热舌红苔黄，阴虚舌瘦少苔，脾虚舌胖苔腻，肾虚舌根无苔。三是伴随的症状，实热多伴口臭便秘，阴虚常见五心烦热，脾虚必现食少便溏，肾虚常有腰酸耳鸣。举例来说，如果夜间口干，同时存在足跟疼痛、舌根无苔，那便可以确定是肾阴亏虚而不是单纯阴虚火旺。

通过以上几个方面，普通人也能初步判断口干口渴的病因。但需要注意的是，临床中常出现两种证型并见的复杂情况（如阴虚兼脾虚），此时建议在医师指导下用药，避免自行辨证失误延误病情。

便秘：拉不出来，原因可能不简单

在中医眼中，便秘可不是“拉不出来”那么简单。同样是便秘，有人是火气太大把肠道“烤干”了，有人是身体太虚推不动大便，还有人是寒气太重把肠道“冻住”了。要真正解决便秘，得先学会分辨这些隐藏的问题。

热秘：最常见的便秘类型是“热秘”，就是前面说的“火气太大把肠道‘烤干’了”。这类人通常爱吃辛辣油炸食物，大便干硬如羊粪球，拉的时候肛门火辣辣的。观舌象会发现其舌苔黄厚，摸脉能感觉其脉象又急又快。对于这种便秘，解决的办法就是清热润肠，用麻子仁丸这类药，既能灭火又能补水。

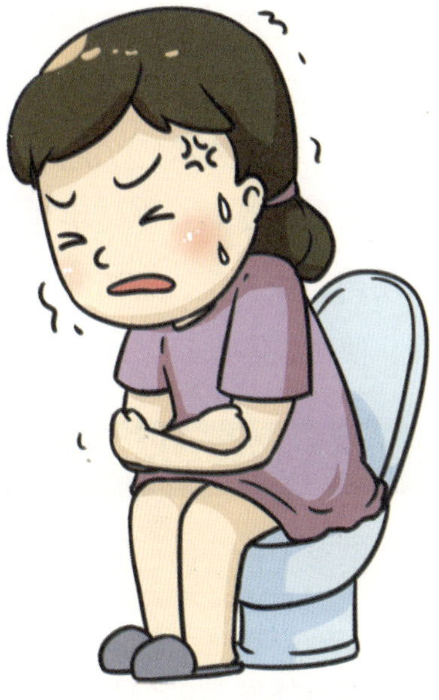

气秘：“气秘”也很常见，它与“热秘”一样都属于实秘，主要因气机不畅导致大便卡在半路，就像汽车堵在高速公路上一样。除了便秘，这类人还会经常腹胀、呃逆，情绪不好时更严

重。他们的大便不是特别干，但就是排不痛快。因此，对于这类便秘，中医会用行气导滞的方法，比如用六磨汤，相当于给肠道交通安排个交警疏导车流。

虚秘：最容易被忽视的是“虚秘”，气虚的人大便不硬但想顺利排出来却很费劲，拉完要冒一身汗；血虚的人大便像干裂的河床，面色苍白没血色。这时候单纯通便会伤身，得用黄芪汤补气，润肠丸养血，相当于先把身体这台机器修好，然后便秘问题也就自然解决了。

冷秘：便秘中最难应付的是“冷秘”，这类人手脚冰凉，喜欢喝热水，大便不硬但排出同样困难，肚子怕冷。所以，治疗这类便秘要用温阳通便法，比如以大黄附子汤，既化开肠道的寒冰，又保持通便力度，就像用温水慢慢融化冻住的水管，不伤水管，还能顺利通水。

中医认为，治疗便秘，日常调理比吃药更重要。每天晨起顺时针揉腹 100 下，重点按天枢穴、足三里穴这两个“通便开关”。饮食也要多加注意：热秘可以喝蜂蜜决明子茶，气秘吃陈皮小米粥，虚秘用黑芝麻核桃糊，冷秘则煮生姜大枣水。在通便这件事上，不少人盲目信赖香蕉，但香蕉不是万能的，体寒的人吃得越多，便秘可能会越严重。

如果想要靠自己解决便秘问题，可以先尝试食疗的方法，不要盲目用药，像大黄、番泻叶等药用多了会伤正气。如果便秘伴随剧烈腹痛、便血、体重骤降，那就要立即就医，不要自己在家琢磨。

虚胖：吃得不多为何还不瘦

很多人把“胖”简单归结为吃得多、动得少，但中医看到的远不止这些。当你发现体重秤数字上涨时，最先要做的不是计算热量，而是观察身体发出的信号：早晨起床眼皮肿、下午小腿一按一个坑、明明吃得清淡却体重不减……这些都在提醒你，你可能不是真正的肥胖，而是中医所说的“虚胖”。

虚胖和实胖最大的区别在于：实胖是脂肪堆积形成的紧实赘肉，虚胖则是体内水液代谢失常导致的“注水肉”，按下去会有凹陷，皮肤松垮不紧致。

在健康状态下，人体摄入的水分会通过出汗、排尿等方式代谢，但当脾、肾、肺等脏腑功能失调时，水分代谢不出去，就会滞留在皮肤肌肉之间。这种“废水”不仅让人体型臃肿，还会带来困倦乏力、手脚沉重等不适症状，形成“越虚越胖，越胖越虚”的恶性循环。

虚胖的问题常出现在四种体质的人身上，即脾虚型、肾虚型、气虚型、痰湿型，虽然都表现为虚胖，但根源各不相同。

脾虚型：“吃不多却发胖”这是脾虚型虚胖最典型的表现。这是因为脾主运化水湿，当脾功能减弱时，吃进去的食物不能转化为营养，反而变成痰湿堆积在体内。就像运输车坏了，货物堆积在仓库发霉变质一样。脾虚型虚胖的人肌肉松软如棉絮，饭后容易腹胀，大便不成形，舌头边缘还有明显的齿痕。

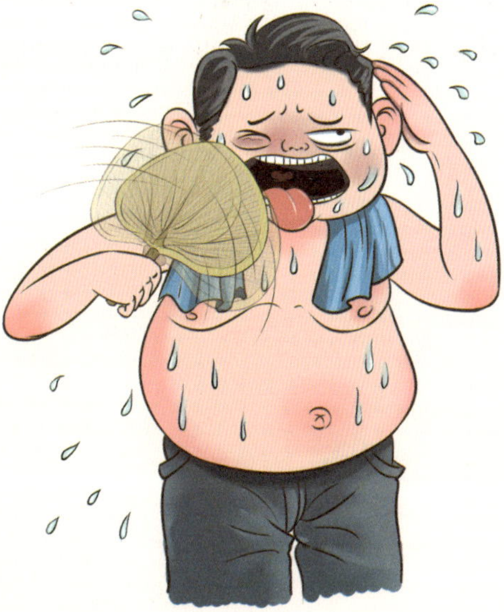

肾虚型：肾虚型虚胖多表现为下肢水肿，尤其是下午脚踝肿胀明显，同时还伴随腰膝酸软、夜尿频繁等情况。肾阳不足就像锅炉火力不够，无法蒸腾水液，导致水湿下注。这类人大多都怕冷，喝进去的水直接变成尿液排出，但组织间隙依然会积水。

气虚型：气虚型虚胖的特点是“动则汗出”，稍微活动一下就气喘吁吁，说话声音也很低弱。这类人虽然看起来胖，但实际上肌肉无力，还很容易疲劳。气不足，人体中的“水泵”就没动力，无法推动水液正常运行，导致水湿停滞在皮下。

痰湿型：除了前面几种虚胖，还有一种痰湿型虚胖，这类人舌苔厚腻，常有口黏、头昏沉的感觉。他们的肥胖是真正的痰湿堆积，但本质还是脾虚所导致的，治疗时必须同时健脾才能治本。

从上面的介绍也可以看出，虚胖不是因为吃得多少，而是脏腑功能出了问题。因此，调理虚胖不能盲目节食，而是要针对具体问题恢复脏腑功能。其中，脾虚者可用四君子汤打底，加入炒薏仁、茯苓，补气健脾；肾虚者可以用金匮肾气丸配合玉米须茶温补肾阳、化气行水；气虚明显者则可以用黄芪泡水代茶饮，补气提神。

日常饮食方面，可以多吃山药、南瓜、小米等黄色食物，少碰冷饮和油腻食物。其实，真正的减肥并不是单纯地减少体重，而是让身体恢复运化能力，如此才能保持健康活力。

第七章 中医内治，中药知识入门

中药的分类：种类繁多，功能各异

中药作为中华民族的传统瑰宝，其种类繁多，功能各异。为了更好地理解和应用中药，中医将其进行了系统的分类。这些分类与其在人体内的作用机制紧密相关。

一、基于中药功效的分类

1. 解表药

发散风寒药：如麻黄、羌活，能够发散风寒，治疗风寒感冒。

发散风热药：如桑叶、牛蒡子，能够疏散风热，治疗风热感冒。

2. 清热药

清热泻火药：如石膏、知母，性味多苦寒或甘寒，清热力较强，用来治疗火热较盛的病证。

清热燥湿药：如黄连、苦参，性味苦寒，清热之中，燥湿力强，主要用于湿热证。

清热解毒药：如金银花、板蓝根，性质寒凉，清热之中更长于解毒，具有清解火热毒邪的作用。

清热凉血药：如生地黄、玄参，多苦寒或咸寒，偏入血分以清热，主要用于营分、血分等实热证。

清虚热药：如青蒿、地骨皮，药性寒凉，主入阴分，以清虚热，退骨蒸，多用于虚热证。

3. 祛风湿药

如独活、秦艽，能够祛风除湿，治疗风湿痹痛。

4. 化湿药

如藿香、厚朴，气味芳香，性偏温燥，以化湿运脾为主要作用。

5. 利水渗湿药

如茯苓、车前子，味多甘淡，能通利水道，渗泄水湿，治疗水湿内停病证。

6. 温里药

如附子、肉桂，味辛而性温热，可温里祛寒，以治疗里寒证为主。

7. 理气药

如陈皮、木香，以疏通气机为主要作用，可治疗气滞或气逆证。

8. 消食药

如鸡内金、山楂，能够消食化积，主治饮食积滞。

9. 驱虫药

如使君子、槟榔，可驱除或杀灭人体内寄生虫，以治疗虫证为主。

10. 止血药

如三七、蒲黄，能够收敛止血，主要用于出血证。如生地黄、牡丹皮，能够清热凉血，治疗血热证。

11. 活血化瘀药

如川芎、延胡索，属于活血止痛药，既入血分，又入气分，活血兼行气，有良好的止痛作用。如桃仁、红花，属活血调经药，可通畅血脉，通经止痛。

12. 化痰止咳平喘药

如半夏、天南星，温化寒痰，主治寒痰、湿痰。如川贝母、瓜蒌，清化热痰，主治热痰。如苦杏仁、紫苏子，主治咳喘。

13. 安神药

如朱砂、酸枣仁，能安定神志，治疗心神不宁的病证。

14. 平肝息风药

如石决明、羚羊角、钩藤等，能够平肝熄风，治疗肝风内动证。

15. 补虚药

补阴药：主要用于治疗阴虚证，如沙参、麦冬等，能够滋养阴液、润燥生津。

补阳药：主要用于治疗阳虚证，如鹿茸、淫羊藿等，能够温补肾阳、增强体质。

补气药：如人参、黄芪，能够增强脾胃功能、提高人体免疫力。

补血药：如熟地黄、当归，能够滋养血液，治疗血虚证。

16. 其他

开窍药：如麝香、冰片，能开窍醒神，治疗闭证神昏。

收涩药：如五味子、山茱萸，能收敛固涩，治疗各种滑脱病证。

涌吐药：如常山、瓜蒂，能促使呕吐，治疗毒物、宿食、痰涎等病证。

攻毒杀虫止痒药：雄黄、硫黄等，可攻毒疗疮，杀虫止痒，本类药以外用为主。

拔毒化腐生肌药：如升药、炉甘石等，外用拔毒化腐、生肌敛疮。

二、基于四气的分类

四气即寒热温凉，是中药药性的重要分类标准。

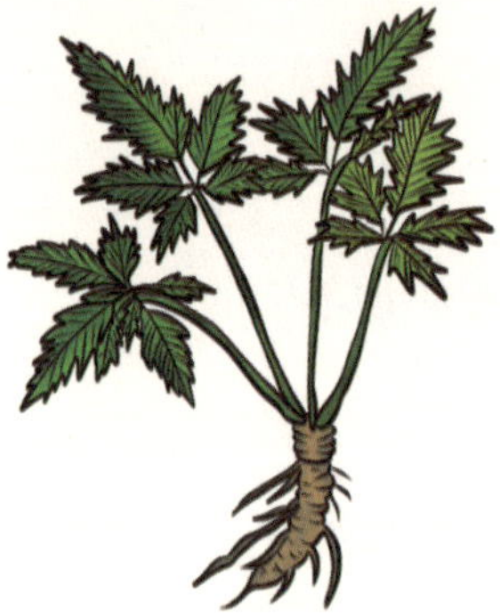

黄连

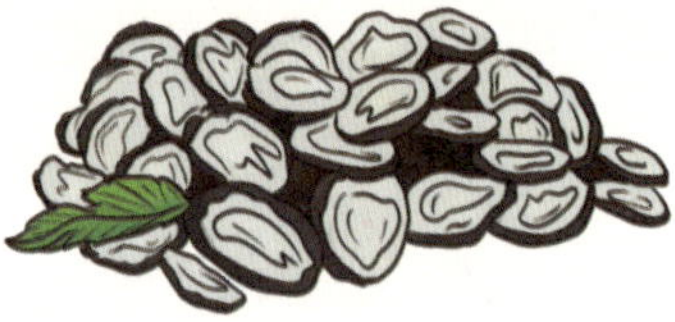

附子

寒凉药：分别具有清热泻火、凉血解毒、滋阴除蒸、泻热通便、清热利尿、清化热痰等作用。如黄连苦寒，能够清热燥湿。

温热药：分别具有温里散寒、暖肝散结、补火助阳、温阳利水、温经通络、引火归原等作用。如附子大热，能够回阳救逆、温中散寒。

三、基于五味的分类

五味即酸、甘（甜）、苦、辛（辣）、咸，不同的味道具有不同的功用。

辛味药：能散能行，主要用于外感表证、气滞证和瘀血证。

甘味药：能补、能和、能缓，主要用于补虚、调和药性、缓急止痛。

酸味（涩味）药：能收能涩，主要用于体虚多汗、肺虚久咳、肠虚久泻等滑脱证。

苦味药：能泄、能燥、能坚，主要用于火热证、肺胃气上逆证、便秘证等。

咸味药：能下能软，主要用于便秘和痰核、瘿瘤等坚硬的病理产物。

中药的分类是一个复杂而系统的体系，它基于中医学理论，结合药物的四气五味和人体内的病理变化，进行科学的分类。除了上述分类外，中药还可以基于气味、颜色和升降浮沉等进行分类，这些分类方式也让中药系统更加细致完善。

药性理论：指导临床合理用药

药性理论是中医学理论对中药作用性质和性能的高度概括，是中医学理论体系的重要组成部分。它用以表示各药的性质特征，主要包括四性、药味等多个方面。这些性能是中医学在长期的医疗实践中总结出来的，对于指导临床合理用药具有重要意义。

一、四性（四气）

四性，即中药的寒热温凉四种药性，主要用以反映药物影响人体寒热病理变化及阴阳盛衰的作用性质和特征。这一性能的认识较早，一直为医药家高度重视。

根据《神农本草经》的记载，药物的四性最早被总结为寒、热、温、凉四种，但后世医家对四性的理解有所发展，提出了“三性说”，即寒、温、平三种药性，认为平性药无明显寒热倾向。然而，由于平性药的客观存在和广泛应用，多数医家仍倾向于使用四性分类法。

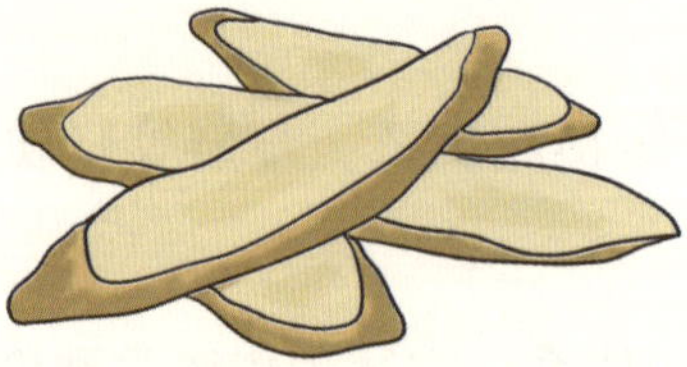

寒凉药：知母

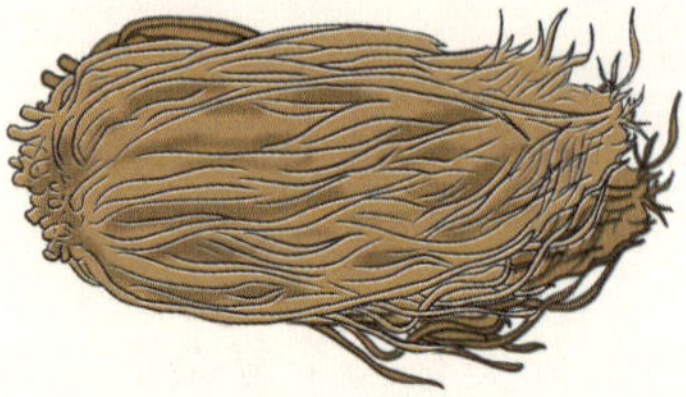

温热药：细辛

四性的确定主要依据药物作用于机体后所产生的反应，以及药物对寒热病因病理的治疗效应。例如，温热药能改善或消除寒证表现，如附子、细辛等；寒凉药能改善或消除热证表现，如石膏、知母等。此外，药物的四性还与其气味、毒性等有一定联系，但这些因素并非确定药性的唯一依据。

二、五味

五味，即辛、甘、酸、苦、咸五种药味，最早来源于药物的真实滋味，后来逐渐发展为反映药物部分作用性质和特征的性能。五味理论的形成与中医五行学说密切相关，用以说明药物与人体脏腑之间的对应关系。例如，辛味药能散、能行，具有发散、行气的作用；甘味药能补、能缓、能和，具有补益、缓急、和中的作用等。

五味的确定主要依据药物的功效和滋味。然而，由于药物的真实滋味与五味所表示的作用特点之间并非完全对应，因此在实际应用中，五味更多的是作为对药物作用性质的抽象概括。此外，五味理论还存在一定的局限性，如难以全面概括药物的所有功效，以及不同医家对五味含义的理解存在差异等。

三、归经

归经，即药物作用的定位概念，用以表示药物对人体作用部位的选择性作用。归经理论的形成与中医脏腑经络学说密切相关，认为药物的作用具有选择性，能够针对特定脏腑经络产生治疗作用。例如，归肺经的药物多具有宣肺、止咳、平喘等作用；归心经的药物多具有安神、定悸等作用。

归经的确定主要依据药物所治病证的病位以及药物的形、色、气、味等自然属性。然而，由于中药的多成分、多靶点特点，以及人体生理病理的复杂性，归经理论在实际应用中存在一定的局限性。例如，部分药物的作用部位广泛，难以单一归经；部分药物的作用机制尚未完全阐明，难以准确归经等。

四、升降浮沉

升降浮沉，即药物对人体作用趋向的性能，主要反映药物对病势趋向的影响。升表示上升，降表示下降，浮表示向外发散，沉表示向内闭藏。升降浮沉理论的形成与中医阴阳学说密切相关，认为药物的作用趋向具有阴阳属性，能够调节人体气机的升降出入。

升降浮沉的确定主要依据药物的功效和病势趋向，比如那些具有升浮作用的药物多用于治疗病势向上的病证，如呕吐、咳喘等；具有沉降作用的药物则多用于治疗病势向下的病证，如泄泻、脱肛等。此外，炮制和配伍也是影响药物升降浮沉性能的重要因素。通过合理的炮制和配伍，可以调节药物的升降浮沉性能，以适应复杂病证的治疗需要。

五、补泻

补泻，即药物对虚实病证的治疗作用，主要反映药物在影响人体正邪消长、虚实变化方面的作用倾向。补指扶助正气、补益虚损；泻指祛除病邪、泻实攻积。补泻理论的形成与中医虚实学说密切相关，认为疾病的发生发展是正气与邪气相互斗争的结果，治疗时应根据虚实情况选择相应的补泻药物。

补泻的确定主要依据药物的功效和病证的虚实性质。例如，人参、党参等补气药具有补益正气的作用，适用于气虚病证；大黄、芒硝等泻下药具有泻实攻积的作用，适用于实热便秘等病证。此外，部分药物既具有补性又具有泻性，如白术既能健脾益气又能燥湿利水等。

六、润燥

润燥，即药物对燥邪或湿邪的治疗作用，是中药性能的又一重要方面。润燥性能的形成源于中医对燥邪和湿邪致病特点的认识，认为燥邪易伤津液，湿邪易阻气机，治疗时应根据病邪性质选择相应的润燥药物。

润燥药多具有生津止渴、滋阴润燥的作用，适用于燥证；燥湿药则多具有燥湿化痰、利水渗湿的作用，适用于湿证。润燥理论的运用有助于调节人体的津液代谢和气机运行，维持机体的正常生理功能。

七、毒性

毒性，即药物对人体可能产生的损害作用。毒性是中药性能中不可忽视的一部分，对于指导临床合理用药具有重要意义。毒性的大小取决于用药剂量、用药时间、用药途径以及患者的个体差异等多种因素。

中药毒性的确定主要依据服药后的不良反应及动物实验数据等。然而，由于中药的多成分、多靶点特点，以及人体生理病理的复杂性，中药毒性的研究仍存在一定的挑战。因此，在临床应用中应充分重视中药的毒性问题，合理用药以确保患者安全。

中药的配伍：增强疗效，减轻毒副作用

中药的配伍是中医临床用药的精髓所在，通过合理地将两种或多种药物组合使用，可以达到增强疗效、减轻毒副作用、全面照顾病情的目的。

一、配伍的含义

中药配伍是指根据病情和药物特性，将两种或两种以上的药物组合使用，以达到协同增效、减轻毒副作用的目的。

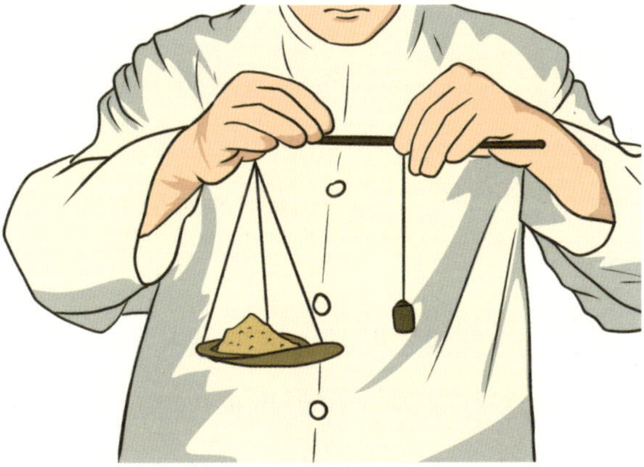

二、配伍的意义

单味药虽然具有多种功效，但面对复杂多变的病情时，往往力量有限，难以全面照顾。此外，具有毒性的药物单用也不安全，可能产生不良影响。通过配伍，可以扬长避短，增强所需功效的治疗作用，全面照顾病情，同时减轻或消除药物的毒副作用，使临床用药更有效、更安全。因此，中药配伍逐渐成为临床用药的主要形式。

三、配伍关系

中药配伍关系复杂多样，古代医家将其总结为“七情”，包括单行、相须、相使、相恶、相畏、相杀、相反七个方面。

1. 单行

单行指各自独行其是，互不影响临床效应的两味药之间的配伍关系。实际上，单行并非单味药应用，而是指两味药合用后，各自针对一定的病情独自发挥其作用，在治疗效应和毒害效应方面互不影响。

2. 相须、相使

相须指在某方面具有特殊协同作用，常相互需求以增进某种治疗效应的两味药之间的配伍关系。相使指合用可增进某方面治疗效应，但不具有特殊协同作用的两味药之间的配伍关系。两者都能增强治疗效应，但相须强调特殊协同作用，相使则强调主辅关系。

3. 相恶

相恶指合用后，一药或二药某方面或某几方面治疗效应减弱甚至丧失的两味药之间的配伍关系。相恶并非全部功效都削弱或丧失，若其余功效仍为病情所需，仍可配伍应用。

4. 相畏、相杀

相畏指二药合用，一药的毒害效应被另一药减轻或消除的配伍关系。相杀则指二药合用，一药能减轻或消除另一药的毒害效应的配伍关系。两者涉及同一药对，只是角度不同。

5. 相反

相反指合用后，原有毒害效应增强，或产生新的毒害效应的两味药之间的配伍关系。相反配伍应严格避免，以免造成不良后果。

四、配伍关系的相对性与复杂性

配伍关系的七情虽然含义固定，但具体药对之间的配伍关系却可能因病情、剂量、炮制、剂型、给药途径及入药部位等多种因素的变化而改变。此外，中药成分复杂，二药合用后可能产生多种理化变化，使得配伍关系更加复杂。因此，在临床应用中，必须根据具体情况灵活运用配伍理论。

五、配伍的临床意义

相须、相使配伍可使治疗效应提高，相畏、相杀配伍可使毒性效应降低或消除，是临床用药时应充分利用的配伍关系。相恶、相反配伍会使治疗效应下降或毒害效应增强，应尽量避免。单行配伍因药物彼此之间无明显影响，根据病情需要遣药组方即可。

中药配伍是中医临床用药的核心内容之一，通过合理配伍可以增强疗效、减轻毒副作用、全面照顾病情。不过，配伍关系的复杂性也要求人们在临床应用中，必须要根据具体情况灵活运用配伍理论。

中药的禁忌：掌握禁忌，确保用药安全

中药的使用并非毫无限制，其中蕴含着许多禁忌，只有了解并掌握中药的禁忌，才能确保用药的安全与有效。

一、病证用药禁忌

病证用药禁忌，即药物的功效与病情不相符时，应避免使用，以免加重病情或产生不良反应。例如，表虚自汗、阴虚盗汗者忌用发汗

药，以免加重出汗；里寒证忌用寒凉伤阳的清热药；阴虚内热者慎用苦寒药，以防苦寒化燥伤阴。此外，针对具体病症，如脾虚便溏者忌用泻下药，以免损伤脾胃；阴亏津少者忌用利湿、燥湿药，以免耗伤津液。这些禁忌体现了中医辨证施治的原则，强调药物应与病情相宜，避免药不对症。

二、配伍禁忌

配伍禁忌是指某些药物合用后，可能使疗效降低或毒副效应增强，从而影响用药安全。中药配伍禁忌的历史悠久，其中以“十八反”和“十九畏”最为著名。

1. 十八反

“十八反”指的是乌头与半夏、瓜蒌、川贝母等相反；甘草与海藻、大戟、甘遂等相反；藜芦与人参、丹参、玄参等相反。这些相反药对的合用，可能产生剧烈的毒副作用，因此应严格避免。然而，现代研究也表明，十八反并非绝对禁忌，其在特定的病理生理条件下可能表现出不同的毒性效应，因此应谨慎对待。

2. 十九畏

“十九畏”涉及硫黄与朴硝、水银与砒霜等药物的配伍禁忌。虽然“十九畏”的配伍关系相对复杂，且部分药物间的配伍禁忌并未得到明确证实，但在临床应用中仍应予以重视，避免不必要的风险。

三、妊娠用药禁忌

妊娠用药禁忌是指妇女在妊娠期间，除中断妊娠外，应禁忌使用的药物。这些药物可能对胎儿或母体产生不良影响，如导致流产、早产、胎儿畸形或母体健康受损。妊娠禁忌药主要包括剧毒药、有堕胎作用的药物及药性作用峻猛之品，例如砒霜、水银、雄黄等剧毒药应绝对禁用；巴豆、牵牛子等峻下泻利之品也应慎用。此外，一些具有活血化瘀、行气攻下作用的药物，如红花、桃仁等，在妊娠期间也应避免使用。

四、服药食忌

服药食忌是指服用中药期间在饮食方面应避免的禁忌，这些禁忌可能源于食物与药物之间的相互作用，也可能源于食物对病情的不利影响。例如，服用人参时忌食萝卜，因为萝卜具有破气作用，可能降低人参的补气效果；服用滋补药时忌食油腻、生冷食物，以免影响药物的吸收和疗效。此外，一些具有特殊功效的食物，如辣椒、葱、姜等，在服药期间也应根据病情适量食用或避免食用。

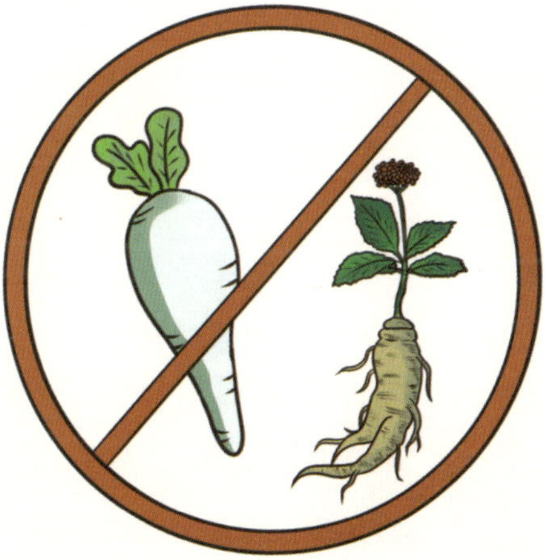

中药禁忌是中医用药安全的重要组成部分。了解并遵循这些禁忌，对于确保中药的临床疗效和用药安全都具有重要意义。因此，在临床

实践中，中医医生应充分了解中药禁忌的相关知识，并根据患者的具体病情和体质特点，制定合理的用药方案。同时，人们也应积极配合中医的治疗建议，避免不必要的风险和不良反应的发生。

方剂歌诀

黄土汤

黄土汤将远血医，胶芩地术附甘随，
温阳健脾能摄血，便血崩漏服之宜。

麻黄汤

麻黄汤中用桂枝，杏仁甘草四般施，
发热恶寒头项痛，喘而无汗服之宜。

桂枝汤

太阳中风桂枝汤，芍药甘草枣生姜，
解肌发表调营卫，啜粥温服汗易酿。

大青龙汤

大青龙汤桂麻黄，杏草石膏姜枣藏，
太阳无汗兼烦躁，散寒清热此方良。

小青龙汤

小小青龙最有功，风寒束表饮停胸，
细辛半夏甘和味，姜桂麻黄芍药同。

桑菊饮

桑菊饮中桔梗翘，杏仁甘草薄荷绕，
芦根为引轻清剂，热盛阳明入母膏。

石膏汤

石膏汤中栀三黄，麻黄豆豉共煎尝，
伤寒壮热脉滑数，里清表解真良方。

黄芩石膏汤

石膏甘草共升麻，芍药黄芩半夏加，
因火牙疼龈并肿，煎汤服后效堪夸。

大承气汤

大承气汤用硝黄，配伍枳朴泻力强，
痞满燥实四症见，峻下热结第一方。

大陷胸汤

大陷胸汤用硝黄，甘遂为末共成方，
擅医热实结胸证，泻热逐水效专长。

大黄附子汤

大黄附子细辛，温里散寒之君，
止痛通便导滞，寒积里实消遁。

温脾汤

温脾附子大黄硝，当归干姜人参草，
寒热并进补兼泻，温通寒积振脾阳。

麻子仁丸

麻子仁丸治脾约，枳朴大黄麻杏芍，
胃燥津枯便难解，润肠泻热功效确。

济阴煎

湿热阴疮济阴煎，芎归通术川黄连，
升麻芷地同甘草，渗湿方宜草薢谧。

十枣汤

十枣逐水效堪夸，大戟甘遂与芫花，
悬饮内停胸胁痛，水肿腹胀用无差。

新加黄龙汤

新加黄龙用海参，玄麦生地硝黄呈，
参归姜草扶正气，攻补兼施法可尊。

增液承气汤

增液承气用黄硝，玄参麦地五药挑，
热结阴亏大便秘，增水行舟此方宜。

小柴胡汤

小柴胡汤和解功，半夏人参甘草从，
更加黄芩生姜枣，少阳为病此方宗。

蒿芩清胆汤

蒿芩清胆枳竹茹，陈夏茯苓加碧玉，
热重寒轻痰挟湿，胸痞呕恶总能除。

四逆散

四逆散中用柴胡，芍药枳实甘草须，
此是阳郁成厥逆，疏和抑郁厥自除。

逍遥散

逍遥散用当归芍，柴苓术草加姜薄，
肝郁血虚脾气弱，调和肝脾功效卓。

痛泻要方

痛泻要方用陈皮，术芍防风共成剂，
肠鸣泄泻腹之痛，治在泻肝又补脾。

半夏泻心汤

半夏泻心黄连芩，干姜草枣人参行，
辛开苦降消痞满，治在调阳又和阴。

白虎汤

白虎膏知甘草粳，气分大热此方清，
热渴汗出脉洪大，加入人参气津生。

竹叶石膏汤

竹叶石膏汤人参，麦冬半夏甘草临，
更加粳米同煎服，清热益气养阴津。

清营汤

清营汤治热传营，身热夜甚神不宁，
角地银翘玄连竹，丹麦清热更护阴。

犀角地黄汤

犀角地黄芍药丹，清热凉血散瘀专，
热入血分服之安，蓄血伤络吐衄斑。

黄连解毒汤

清热解毒汤四味，黄芩黄柏栀子备，
躁狂大热呕不眠，吐衄发斑均可为。

凉膈散

凉膈硝黄栀子翘，黄芩甘草薄荷饶，
竹叶蜜煎疗膈热，中焦燥实服之消。

普济消毒饮

普济消毒蒡芩连，甘桔蓝根勃翘玄，
升柴陈薄僵蚕入，大头瘟毒服之消。

清瘟败毒饮

清瘟败毒地连芩，丹膏栀草竹玄参，
犀角翘芍知桔梗，泻火解毒亦滋阴。

龙胆泻肝汤

龙胆栀芩酒拌炒，木通泽泻车柴草，
当归生地益阴血，肝胆实火湿热消。

左金丸

左金连茱六一丸，肝火犯胃吐吞酸，
再加芍药名戊己，热泻热痢服之安，
连附六一治胃痛，寒因热用理一般。

泻白散

泻白桑皮地骨皮，粳米甘草除胃气，
清泻肺热止咳喘，热伏肺中喘咳医。

清胃散

清胃散中升麻连，当归生地丹皮全，
或加石膏泻胃火，能消牙痛与牙宣。

第八章 中医外治，中医疗法详解

针灸：针灸不只是扎针

针灸作为中医外治法的一项重要手段，早在几千年前就已在中国流传，并逐渐发展为一门独特的医学体系。针灸的基础是通过在人体特定的穴位上进行刺激，调动人体自身的自愈能力，从而达到防病治病的效果。很多人对于针灸的了解仅限于“扎针”这一表面现象，但实际上，它还包含灸法，它们有各自独特的作用机制。

一、针灸的原理

针灸的作用原理主要基于“经络学说”和“气血津液理论”。经络是遍布全身的能量通道，贯穿人体各个部位，连接内外。人体的气血通过经络流通，维持着生命的正常活动。当某个部位的气血流通不畅，便会出现病变。针灸通过针刺或艾灸穴位，刺激经络、调和气血，疏通经络，达到恢复健康的目的。针法、灸法和后世发展的各种腧穴特种疗法统称为针灸。

中医小科普

皇甫谧，西晋时期著名医学家，编撰了中国第一部系统的针灸专著《针灸甲乙经》，系统整理了针灸穴位与治疗方法。

针法：利用各种不同的针具作用于经络、腧穴或其他部位上以治疗疾病的方法，用于各种痛证、感觉障碍、运动障碍、功能失调的病症。

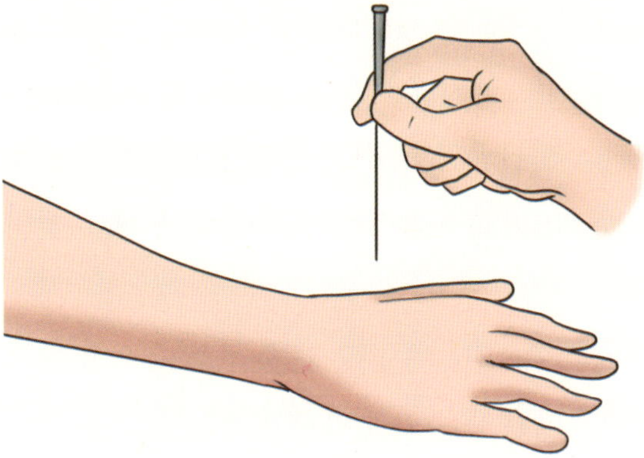

灸法：灸法是用燃烧的艾绒或者其他热源，在腧穴或者病变部位烧灼或者温烤，以起到温通经络、调和气血、扶正祛邪作用。

二、针灸的作用

针灸的治疗效果已被现代医学研究证实，在许多病症的治疗中具有显著的疗效。它不仅能够治疗疼痛，还能改善内分泌、免疫系统功能，调节心理状态。

疼痛缓解：针灸被广泛用于缓解各种类型的疼痛，如腰痛、颈椎病、肩周炎等。通过刺激特定穴位，促进局部血液循环和气血流通，缓解肌肉痉挛和炎症反应。

调节神经系统：针灸对神经系统有调节作用，尤其对失眠、焦虑、抑郁等心理障碍具有良好的疗效。通过调整气血的流动，平衡内在的阴阳，可以帮助患者恢复情绪的稳定。

调节脏腑功能：针灸还能调节脏腑功能，增强脾胃的运化能力，促进新陈代谢。对治疗消化不良、便秘、月经不调等病症，有很好的效果。

在现代医学中，针灸常常作为辅助治疗手段，与西医治疗相结合，增强疗效。例如肿瘤化疗后，针灸可以减轻副作用，缓解恶心、呕吐、食欲不振等不良反应。在日常生活中，对于乏力、头痛、失眠、胃胀等不适症状，也可以通过针灸来调节体内的阴阳平衡，改善这些“亚健康”症状。

作为一项古老而有效的治疗手段，针灸虽然安全性较高，但在治疗前、治疗中及治疗后也有一些重要事项需要注意。首先应选择有资质的专业针灸师，并确保治疗环境的卫生与安全。治疗前，避免空腹或过饱，穿着宽松衣物，保持放松状态，避免剧烈运动。治疗过程中，需保持放松，若有任何不适应立即告知针灸师，避免过度刺激。治疗后，则要避免剧烈运动、受寒或洗澡，应适当休息，保持健康饮食，帮助气血恢复。

对于特殊人群，如孕妇、年老体弱者及慢性病患者，需在针灸师的指导下慎重选择治疗方案，避免使用对健康有影响的穴位。治疗的频率和疗程应根据个人情况调整，过度劳累或不当操作都可能影响治疗效果或带来副作用。

推拿：不仅仅是“按揉”那么简单

中医推拿疗法主要通过手法作用于人体的特定部位，调节气血，疏通经络，达到舒筋活络、理气活血、缓解疼痛等治疗效果。与西方的按摩不同，推拿讲究的是整体调节和辨证施治，注重的是脏腑功能的调整和气血的流畅，而不仅仅是对肌肉的放松。因此，推拿不仅仅是“按揉”那么简单，它在手法上有更丰富的变化，如推、拿、按、摩、捏、拍等，并根据病情、体质的不同采用不同的技巧和力度。

推拿的手法丰富多样，每种手法有其独特的作用，适用于不同的病症和治疗目标。以下是几种常见的推拿手法及其应用。

一、推法

推法是推拿中最基础也是最常用的手法之一，指的是用手掌或手指的腹部沿着经络的方向推动，动作平稳有力，主要用于疏通经络、行气活血。

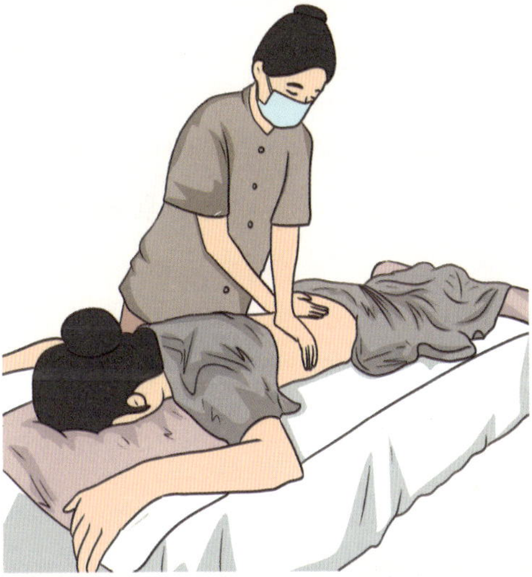

肩周炎、颈椎病： 通过用手掌推压肩颈部位，帮助疏通肩颈的经络，缓解疼痛和僵硬。

气滞型腹痛： 手掌从腹部中线向两侧推压，帮助疏通肠胃气滞，促进肠道蠕动，减轻腹胀和腹痛。

二、按法

按法是用手指或手掌用力按压某些特定的穴位或部位，通过按压来激发局部的经络气血，达到缓解疼痛、活血化瘀的效果。

头痛、颈椎病：用拇指按压风池、肩井等头颈部的腧穴，缓解由气滞血瘀导致的头部疼痛。

腰痛：用食指、中指或拇指按压腰部的相应痛点，帮助舒缓肌肉紧张，减轻疼痛。

三、揉法

揉法指的是用手指、手掌或手肘做圆周形的揉动，动作或温或强烈，主要用于舒展肌肉、活络气血、缓解痉挛。

肌肉僵硬：对于长时间伏案工作导致的肩膀或背部僵硬，可以通过揉法在肩背部做圆形揉动，帮助放松肌肉，缓解紧张。

消化不良、便秘：揉腹法，主要通过腹部按揉，刺激胃肠蠕动，促进消化，缓解便秘。

四、捏法

捏法是指用拇指和食指或其他手指捏住皮肤或肌肉，快速而有节奏地捏动，以此起到活血化瘀、放松紧张的作用。

小腿抽筋：当小腿肌肉发生抽搐时，用拇指和食指捏住小腿部肌肉，持续捏动，能够缓解肌肉痉挛。

头皮放松：在头皮上捏动，有助于舒缓头部压力，缓解头痛和精神紧张。

五、拍法

拍法是用手掌或手指在患者身体的特定部位进行轻拍、敲打，主要用于调节气血、疏通经络，具有较好的镇痛、舒筋、激活局部血液循环的作用。

肺部感染、咳嗽：在背部用手掌拍打，可以帮助疏通肺经，促进痰液的排出，缓解咳嗽症状。

腰痛、肩膀酸痛：拍打法可以帮助松弛紧张的肌肉，增强局部血液循环，减轻肌肉酸痛感。

六、拨法

拨法是通过手指快速拨动皮肤或肌肉表层，目的是促进血液循环、疏通经络、活血化瘀。

风湿性关节炎：在关节周围施加拨法，促进气血流畅，减轻风湿引起的关节疼痛。

肌肉疲劳：在长时间运动后，使用拨法帮助恢复局部的血液循环，减轻肌肉酸痛。

这些手法看似简单，但也需要治疗师具备扎实的基本功，还需要对患者的病情、体质有充分的了解。推拿不仅仅是简单的手法操作，而是结合理论与实践、因人施治的一种个性化治疗方式。

刮痧：刮痧刮的到底是什么

刮痧是一种通过特定手法在身体表面进行刺激的中医疗法，它通过刮痧工具对皮肤进行反复摩擦，使得局部皮肤出现红点或瘀血状的痧点。这些“痧点”不仅是外在的表现，更是内在气血循环的反应。通过激发局部血液流动，刮痧可以达到活血化瘀、疏通经络、祛邪排毒的效果。

一、刮痧的原理及作用

中医认为，人体内的气血、阴阳、五脏六腑等维持着内外平衡，而当外邪侵袭、气血不畅、体内代谢废物积聚时，便可能出现疾病。刮痧通过在皮肤表面刮拭，带动气血运行，疏通经络，促进毒素排出，从而起到调理全身的作用。

具体来说，刮痧的作用包括但不限于以下几点。

活血化瘀：刮痧可以促进血液循环，帮助消除体内的血瘀，改善气血供应，从而缓解肌肉疲劳和疼痛。

解表祛风：对于感冒、头痛、风湿等外邪侵袭引起的症状，刮痧能够疏通经络、祛除风寒湿气、增强免疫力。

促进代谢：通过刮痧可以排出体内多余的湿气、毒素，改善代谢功能，提升身体的自我修复能力。

调整脏腑功能：刮痧能够通过刺激经络和特定的反射区，调节脏腑功能，改善内脏的气血运行，达到平衡阴阳的效果。

二、刮痧的具体操作

刮痧的操作方法并不复杂，但要注意步骤和技巧，才能确保疗效并避免不必要的损伤。以下是详细的操作步骤。

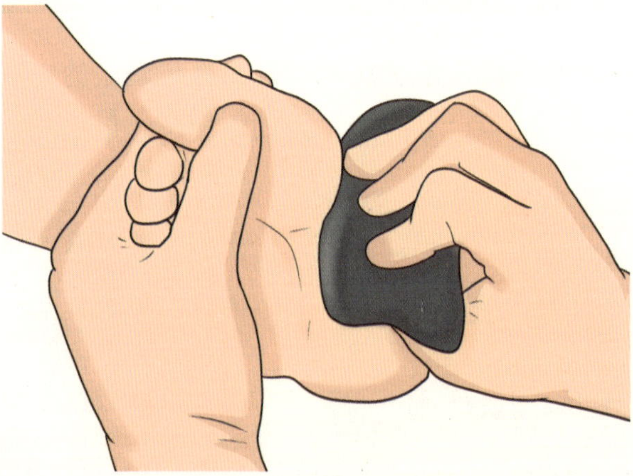

1. 准备工作

首先，选择合适的刮痧工具，常见的刮痧工具有牛角刮痧板、玻璃刮痧板、陶瓷刮痧器等。选择工具时要根据患者的体质和部位适当挑选。其次，准备刮痧用的介质，常用的有中药油、花生油、橄榄油等，这些都可以起到润滑作用，避免刮痧时对皮肤造成过多的摩擦。

2. 刮痧操作

涂抹介质后，可以开始刮痧。一般按照从上至下、从内至外的顺序开始操作，确保手法的连贯性。每次刮痧时要保持一定的力度和速度，既要保证刮痧板紧贴皮肤，又不能过度用力，避免造成瘀血或皮肤伤害。刮痧的动作一般是连续的、均匀的，且应顺着肌肉的走向进行。常见的刮痧手法如下。

单向刮动：刮痧时应沿着经络走向轻轻地刮动皮肤，通常先从颈部到肩背，再到腰部。

提拉法：在需要刺激某个穴位或特定部位时，可以用刮痧板轻轻提拉，帮助调动气血。

圆周运动：有时可以进行小范围的圆形摩擦，尤其是在肩部、背部等比较紧张的部位，以缓解肌肉紧张。

3. 观察和处理“痧点”

在刮痧过程中，皮肤局部会逐渐出现红色小颗粒或紫红色斑点，这就是所谓的“痧点”，也是刮痧疗效的表现。不同的颜色和形态的痧点代表不同的体内病理状态。一般来说，痧点的颜色越深，表示气血阻滞越严重，需要加强调理。刮痧时，皮肤出现痧点是正常的，但要避免刮痧过度，导致过多瘀血或水肿。如果痧点过于严重，操作时应适当减轻力度。

刮痧后，局部皮肤可能会有红肿、瘀斑等反应，这属于正常现象，通常几天内就能恢复。刮痧后的24小时内，要避免过度用力摩擦刮痧部位，并避免剧烈运动和淋浴。最好保持刮痧区域温暖，避免风寒侵袭。此外，刮痧后可以适当补充水分，以帮助体内的毒素排出，促进恢复。

拔罐：不是人人都适合拔罐

拔罐作为一种简便而有效的外治法，因其简单、直接、效果显著，在临床中被广泛应用。然而，拔罐并非适合所有人，操作不当或选择不当，都可能会导致不良反应或加重病情。因此，了解拔罐的适应证与注意事项是十分重要的。

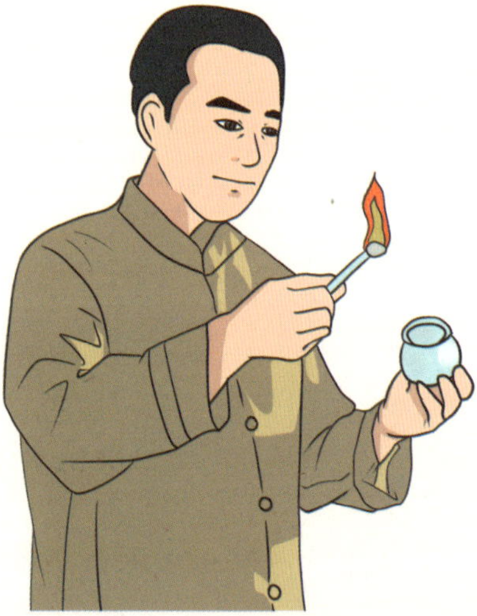

拔罐疗法基于中医经络学说，通过在体表特定部位使用负压罐具，形成一种吸附力，使皮肤和肌肉被轻轻拉起。一方面，拔罐通过负压的作用，帮助疏通瘀堵的气血，增强局部的血液循环，改善气血不畅的状况；另一方面，拔罐能激发机体的自愈能力，促进排毒和祛邪，

恢复脏腑的正常功能。此外，拔罐还能调节人体的阴阳平衡，起到调整体质、增强免疫力的效果。

一、拔罐的适应证

拔罐主要适用于一些由外感风寒湿邪或气血不畅引起的疾病。常见的适应证如下。

肌肉疼痛与关节疾病：拔罐能够通过促进局部血液循环和气血流通，缓解肌肉紧张，减轻疼痛。对颈肩疼痛、腰背痛、关节炎等病症，有较好的效果。

感冒与咳嗽：拔罐能够宣肺解表、祛风散寒，可用于缓解因风寒湿邪侵袭引起的感冒症状，尤其是伴有咳嗽、咳痰、鼻塞等症状的患者。

消化系统疾病：拔罐可以调理胃肠气机，促进胃肠功能恢复，可用于治疗胃痛、腹胀、消化不良等病症。

月经不调、痛经：拔罐对女性的月经不调、痛经等症状也有一定的辅助治疗作用，能够调节气血、疏通经络。

二、拔罐的禁忌证

虽然拔罐具有很多益处，但并不是所有人都适合。以下几类人群和情况应避免拔罐治疗。

皮肤病患者：如皮肤有溃烂、破损、湿疹、疱疹等疾病的患者，应避免在病变部位拔罐，以免加重病情。

孕妇：尤其是怀孕的早期和晚期，拔罐可能会对胎儿产生不良影响，造成流产或早产等风险。

血液病患者：拔罐可能引起过多的瘀血和出血，贫血、出血性疾病（如血友病）、易出血的患者，应避免使用。

虚弱体质者： 气血不足、脾胃虚弱患者，尤其是体质极其虚弱或年老体弱者，拔罐可能导致过度刺激，反而损伤身体，应谨慎使用。

三、拔罐的注意事项

选择拔罐治疗时，下面这些事项需要特别注意。

拔罐部位的选择： 根据病症的不同，拔罐的部位也不同。一般来说，胸背部、肩背部、腰部、腹部等是常用的拔罐部位，但也要根据具体症状来选择。例如，腰背部常用于缓解腰痛、肩膀不适；胸部适用于治疗感冒、咳嗽等呼吸道疾病。

拔罐的时间： 每次拔罐时间一般为 5 ~ 15 分钟，具体时间应根据患者的耐受力和症状的严重程度来决定。如果时间过长，可能会导致皮肤损伤。

拔罐后的护理： 拔罐后，局部皮肤可能会出现瘀血斑或红肿，通常在几天内会自行消退。拔罐后要避免剧烈运动、寒冷刺激，并尽量保持温暖，避免受风寒。

术后饮食： 拔罐后的饮食应清淡易消化，避免辛辣刺激食物及酒精等。

在接受拔罐治疗时，最好在专业医生的指导下进行，不要在尚未掌握专业中医知识的情况下，自行尝试。

敷贴：一敷一贴巧妙治病

与针灸和拔罐不同，敷贴的优势在于操作简单、无须穿刺、痛感较小，且能够长期保持药物与皮肤的接触，逐步发挥药效。敷贴的疗效不仅限于缓解表面症状，某些特定的药物配方甚至能够调节内脏的功能，起到养生保健、辅助治疗等多重作用。

作为一种传统的中医疗法，敷贴主要是通过将中药敷贴在皮肤表面，借助皮肤的吸收作用，直接将药物的有效成分传导到体内，从而达到治病的目的。敷贴疗法的形式较为多样，以下是几种常见的敷贴形式。

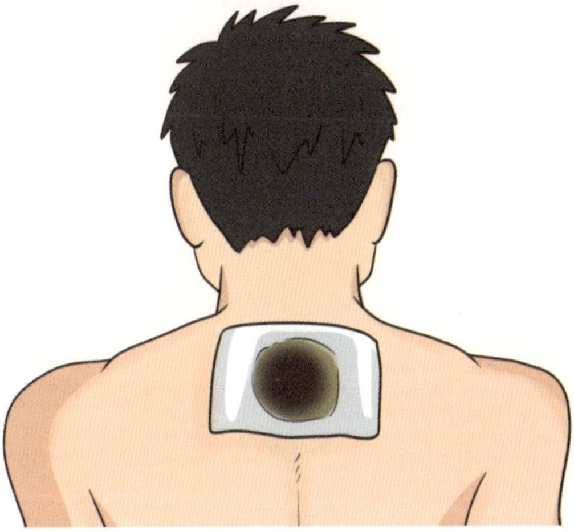

1. 药膏敷贴

药膏敷贴是将调配好的中药药膏均匀涂抹在皮肤表面的一种敷贴方法。药膏通常由中草药煎煮成浓缩液体后，与油脂、蜜蜡等基质结合制成。药膏的主要优点是能长时间与皮肤接触，药效持续时间较长，常用于治疗风湿、关节痛、肌肉疼痛等病症，特别是对于寒湿引起的疼痛效果显著。

2. 药粉敷贴

药粉敷贴是将中药粉末撒在伤处或痛点上，再用纱布或胶布将药粉固定。这种方法适用于皮肤上可见的病变区域，如湿疹、皮肤溃疡、疮疡等所在部位，也可用于局部肌肉和关节的疼痛。药粉能够迅速被皮肤吸收，同时对某些皮肤病如湿疹、皮肤瘙痒等有较好的治疗效果。常见的药粉有地榆粉、白矾粉、黄连粉等。

3. 膏药贴敷

膏药是将中药制成的膏状物黏附在专用的纤维纸上，贴于患处。膏药的药物成分较为稳定，能够在皮肤表面形成一层保护膜，长时间释放药效。相比于药膏，膏药更便于携带，且大部分膏药可水洗，重复使用，便于在家中自行使用。常见的风湿膏药，内含姜黄、川乌、白芷等药材，具有舒筋活血、祛风散寒的作用，对风湿骨痛、肩周炎、跌打损伤等疗效显著。

4. 热敷贴

热敷贴是利用药物与热敷结合的方式，通过加热药物使其释放出更多的活性成分，热能也能促进血液循环，缓解局部紧张和疼痛。常见的热敷药物有当归、红花、川乌、细辛等，能够起到活血化瘀、温通经络的作用。

5. 湿敷贴

湿敷贴通过将浸泡过药物的纱布或布料敷在病变部位，药物成分会通过水分渗透到皮肤，起到疏通经络、清热解毒、消肿止痛的作用。湿敷贴在治疗一些皮肤病、创伤、疮疡时常常使用，其优势是药物能快速通过皮肤吸收，而且可以根据需要调整湿敷的强度和时间。

6. 草药煮沸敷贴

草药煮沸敷贴能够通过温热的药液刺激皮肤，舒筋活络、缓解疼痛并增强药物的渗透力。这种敷贴方法常见于一些病症较为严重的治疗中，比如关节炎、风湿病等。患者可将多种草药（如当归、红花、川芎等）煮沸，然后用药水浸湿布或纱布进行敷贴。

这些不同类型的敷贴方法各有其独特的适应证与疗效，选择合适的敷贴方式不仅能增强治疗效果，还能在一定程度上降低副作用。具体使用时，应根据自身的疾病特点、症状表现以及体质状况，在专业医师的指导下进行合理选择。

附　经络穴位图解

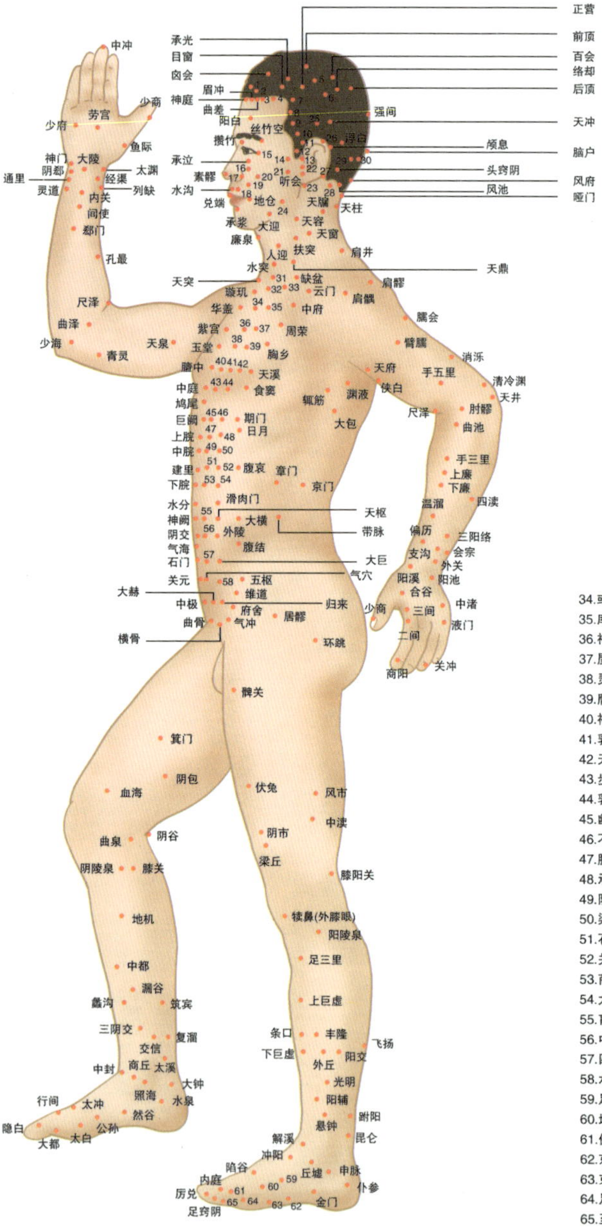

1.上星
2.五处
3.头临泣
4.本神
5.通天
6.承灵
7.头维
8.颔厌
9.悬颅
10.悬厘
11.曲鬓
12.耳和髎
13.耳门
14.上关
15.瞳子髎
16.四白
17.迎香
18.口禾髎
19.巨髎
20.颧髎
21.下关
22.听宫
23.翳风
24.颊车
25.率谷
26.角孙
27.瘈脉
28.完骨
29.脑空
30.玉枕
31.气舍
32.俞府
33.气户
34.彧中
35.库房
36.神藏
37.屋翳
38.灵墟
39.膺窗
40.神封
41.乳中
42.天池
43.步廊
44.乳根
45.幽门
46.不容
47.腹通谷
48.承满
49.阴都
50.梁门
51.石关
52.关门
53.商曲
54.太乙
55.肓俞
56.中注
57.四满
58.水道
59.足临泣
60.地五会
61.侠溪
62.京骨
63.束骨
64.足通谷
65.至阴

侧穴位

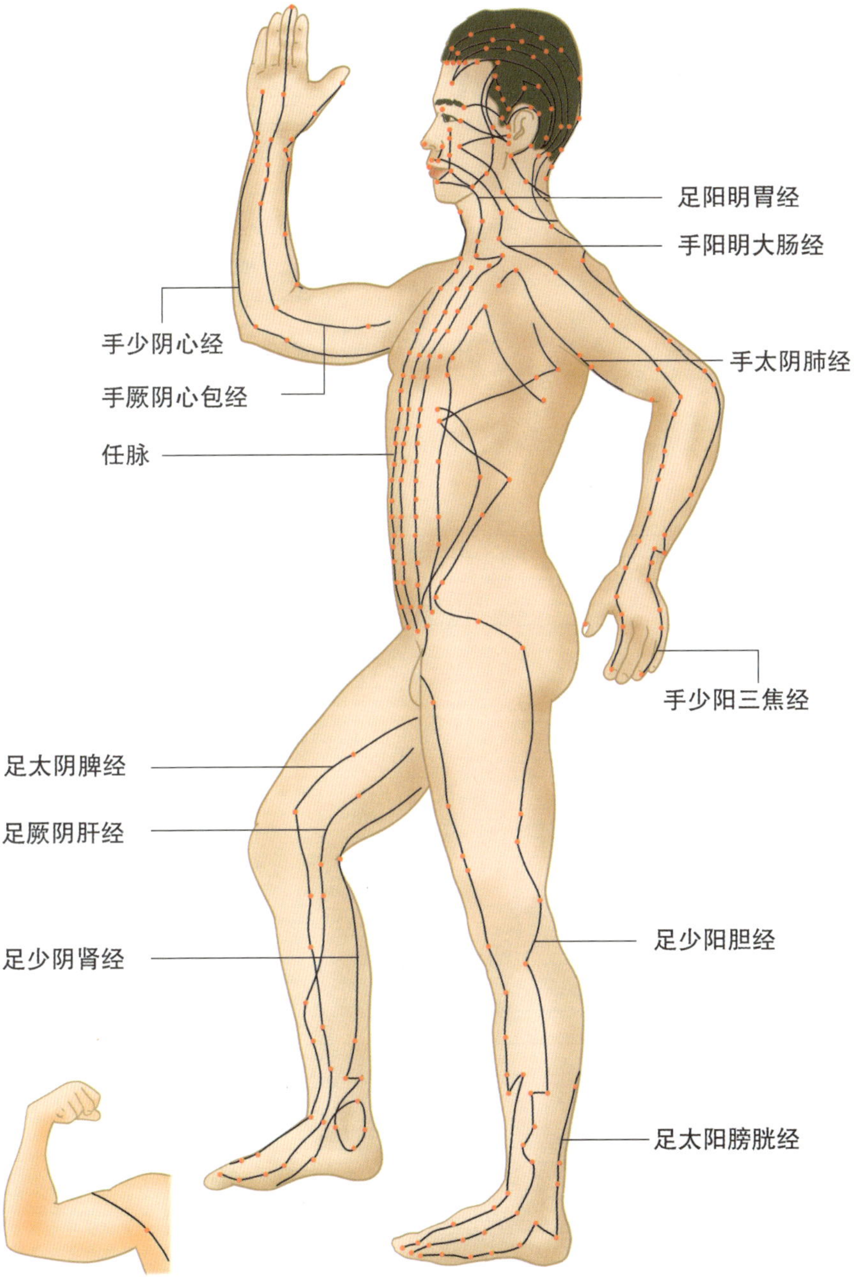
足阳明胃经
手阳明大肠经
手少阴心经
手厥阴心包经
任脉
手太阴肺经
手少阳三焦经
足太阴脾经
足厥阴肝经
足少阴肾经
足少阳胆经
足太阳膀胱经

侧经络

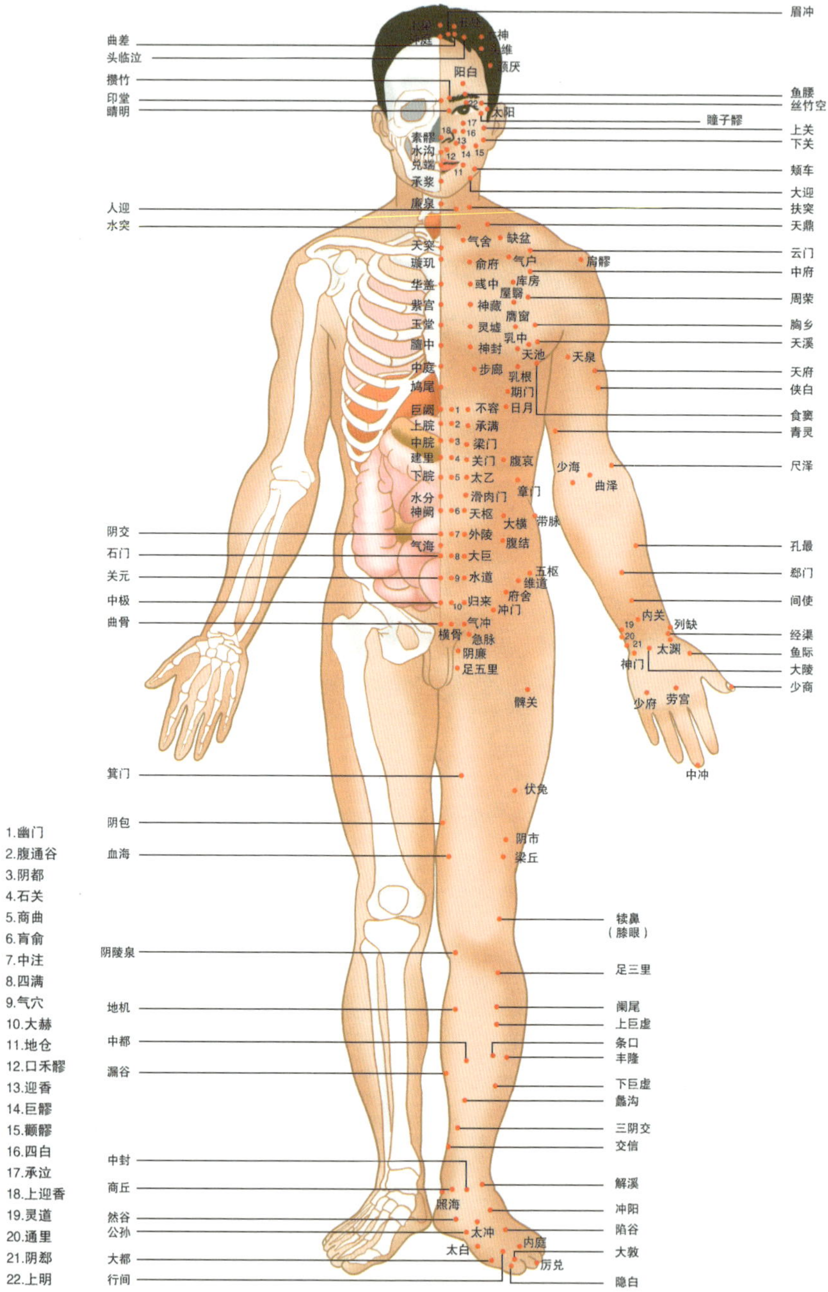
眉冲
曲差
头临泣
阳白
颔厌
攒竹
印堂
睛明
鱼腰
丝竹空
太阳
瞳子髎
上关
下关
素髎
水沟
兑端
承浆
颊车
大迎
廉泉
人迎
扶突
水突
天鼎
天突
气舍
缺盆
云门
璇玑
俞府
气户
肩髃
中府
华盖
彧中
库房
屋翳
周荣
紫宫
神藏
膺窗
玉堂
灵墟
胸乡
膻中
神封
乳中
天溪
天池
天泉
中庭
步廊
天府
乳根
侠白
鸠尾
期门
巨阙
不容
日月
食窦
上脘
承满
青灵
中脘
梁门
建里
关门
腹哀
少海
尺泽
下脘
太乙
曲泽
水分
滑肉门
章门
神阙
天枢
带脉
大横
阴交
外陵
腹结
孔最
气海
石门
大巨
五枢
郄门
关元
水道
维道
府舍
中极
归来
间使
冲门
内关
曲骨
气冲
列缺
横骨
急脉
经渠
太渊
鱼际
阴廉
神门
大陵
足五里
少商
髀关
少府
劳宫
中冲
箕门
伏兔
阴包
阴市
血海
梁丘
犊鼻
（膝眼）
阴陵泉
足三里
地机
阑尾
上巨虚
中都
条口
丰隆
漏谷
下巨虚
蠡沟
三阴交
交信
中封
解溪
商丘
照海
冲阳
然谷
陷谷
公孙
太冲
内庭
太白
大敦
大都
厉兑
行间
隐白
1.幽门
2.腹通谷
3.阴都
4.石关
5.商曲
6.肓俞
7.中注
8.四满
9.气穴
10.大赫
11.地仓
12.口禾髎
13.迎香
14.巨髎
15.颧髎
16.四白
17.承泣
18.上迎香
19.灵道
20.通里
21.阴郄
22.上明

正穴位

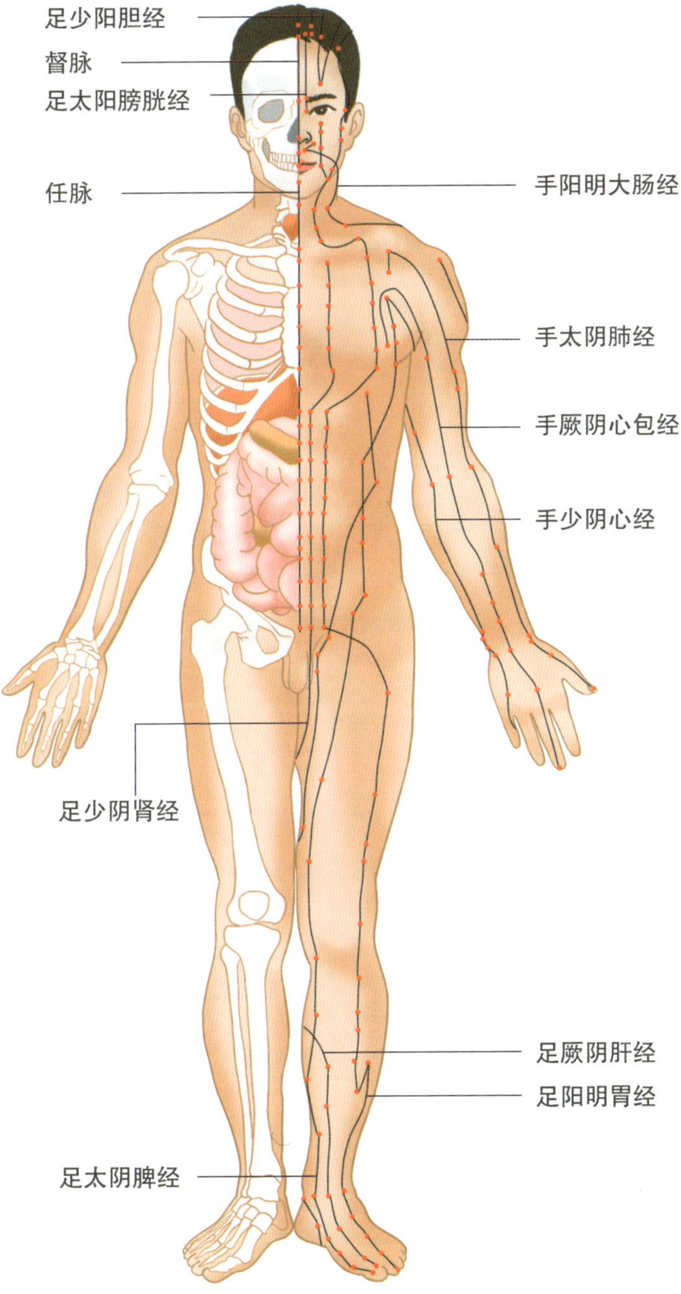

足少阳胆经
督脉
足太阳膀胱经
任脉
手阳明大肠经
手太阴肺经
手厥阴心包经
手少阴心经
足少阴肾经
足厥阴肝经
足阳明胃经
足太阴脾经

正经络

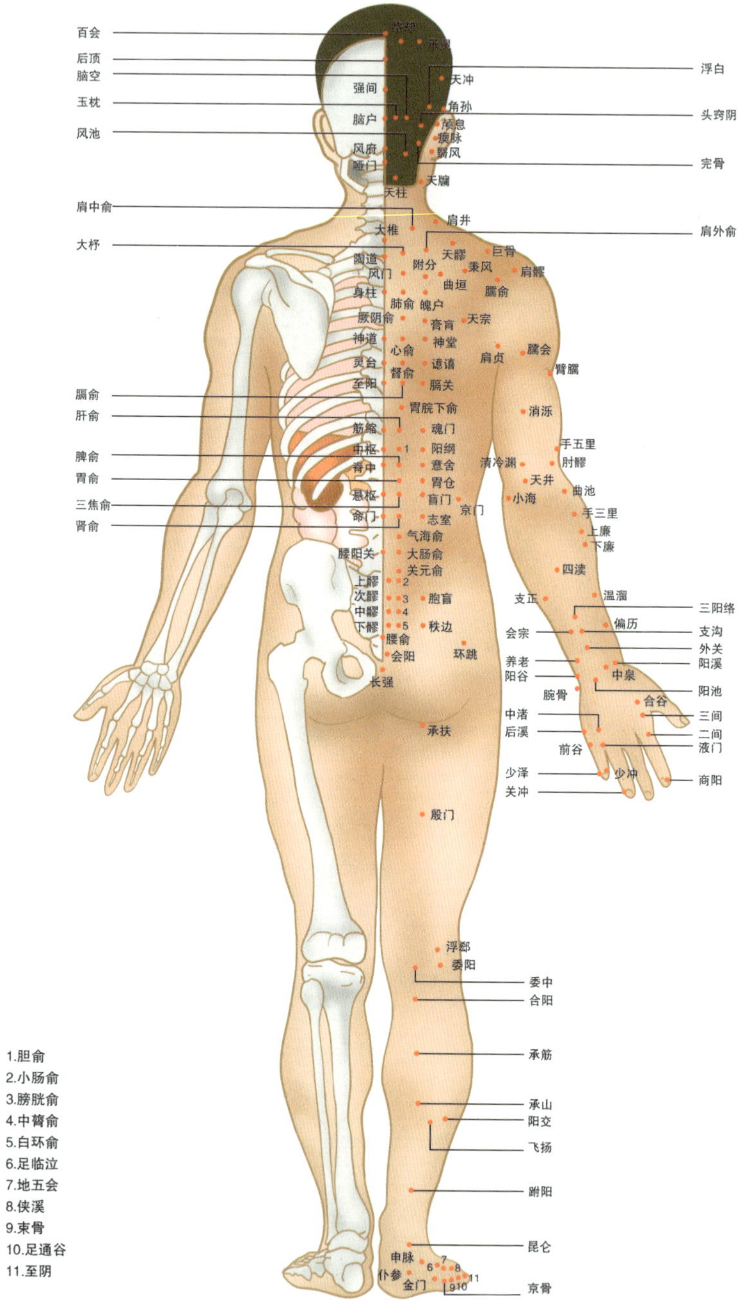
百会
后顶
脑空
玉枕
风池
络却
承灵
强间
脑户
风府
哑门
天冲
角孙
颅息
瘈脉
翳风
天牖
天柱
浮白
头窍阴
完骨
肩中俞
大杼
肩井
大椎
肩外俞
陶道
风门
身柱
附分
天髎
巨骨
秉风
肩髎
曲垣
臑俞
肺俞
魄户
厥阴俞
膏肓
天宗
神道
神堂
心俞
灵台
谚谑
肩贞
臑会
臂臑
督俞
至阳
膈关
膈俞
肝俞
胃脘下俞
消泺
筋缩
魂门
中枢
1
阳纲
手五里
脾俞
胃俞
脊中
意舍
清冷渊
肘髎
胃仓
天井
三焦俞
悬枢
肓门
京门
小海
曲池
肾俞
命门
志室
手三里
上廉
下廉
气海俞
腰阳关
大肠俞
关元俞
四渎
上髎
2
次髎
3
胞肓
中髎
4
下髎
5
秩边
温溜
支正
三阳络
偏历
会宗
支沟
腰俞
外关
会阳
环跳
养老
阳溪
阳谷
中泉
长强
腕骨
阳池
合谷
中渚
三间
后溪
二间
承扶
前谷
液门
少泽
少冲
商阳
关冲
殷门
浮郄
委阳
委中
合阳
承筋
承山
阳交
飞扬
跗阳
昆仑
申脉
7
仆参
6
8
金门
9 10
11
京骨
1.胆俞
2.小肠俞
3.膀胱俞
4.中膂俞
5.白环俞
6.足临泣
7.地五会
8.侠溪
9.束骨
10.足通谷
11.至阴

背穴位

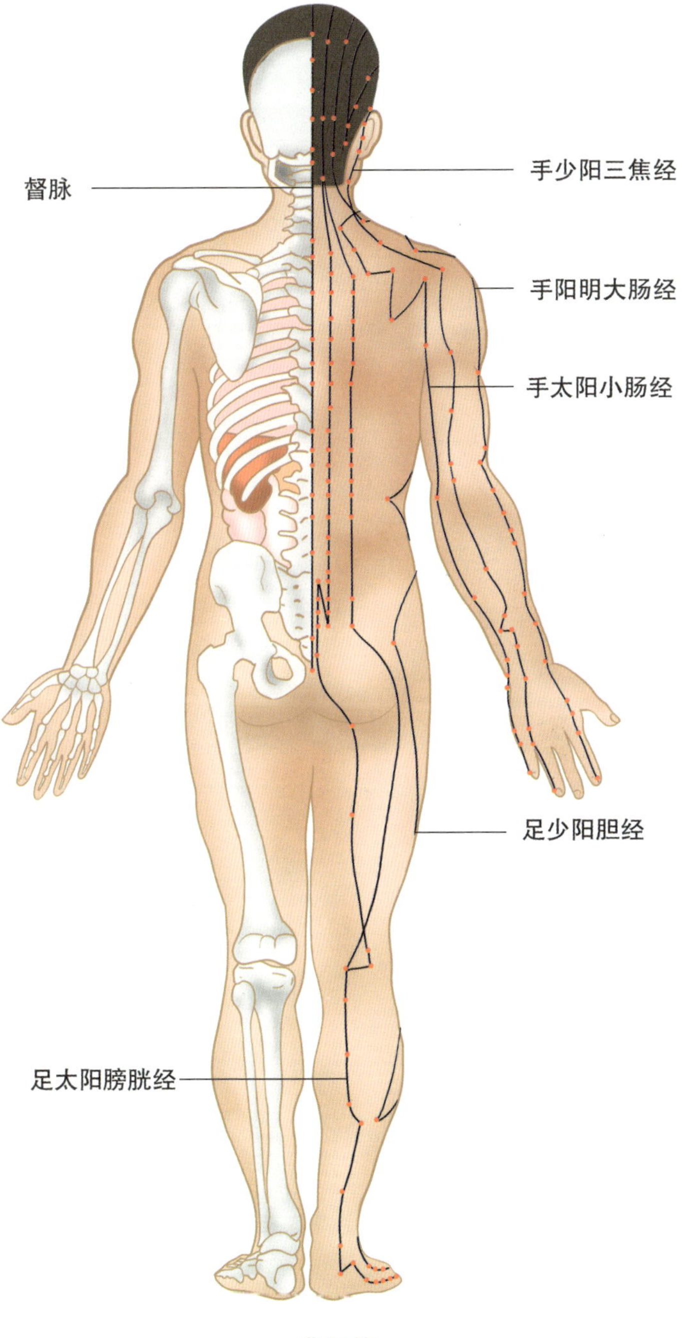

背经络